Reflejo Humano Otoneurofonatorio Del Habla

Reflejo Humano Otoneurofonatorio Del Habla

María Luisa Mozota Núñez,
José Ramón Mozota Núñez,
Manuel Jesús Mozota Núñez,
José Ramón Mozota Ortiz

Copyright © 2012 por María Luisa Mozota Núñez, José Ramón Mozota Núñez, Manuel Jesús Mozota Núñez, José Ramón Mozota Ortiz.

Número de Control de la Biblioteca del Congreso de EE. UU.: 2012904781
ISBN: Tapa Dura   978-1-4633-1746-1
       Tapa Blanda   978-1-4633-1747-8
       Libro Electrónico 978-1-4633-1745-4

Todos los derechos reservados. Ninguna parte de este libro puede ser reproducida o transmitida de cualquier forma o por cualquier medio, electrónico o mecánico, incluyendo fotocopia, grabación, o por cualquier sistema de almacenamiento y recuperación, sin permiso escrito del propietario del copyright.

Las opiniones expresadas en este trabajo son exclusivas del autor y no reflejan necesariamente las opiniones del editor. La editorial se exime de cualquier responsabilidad derivadas de los mismos.

Este libro fue impreso en España.

Para pedidos de copias adicionales de este libro, por favor contactenos en:
Palibrio
1663 Liberty Drive
Suite 200
Bloomington, IN 47403
Llamadas desde España 900.866.949
Llamadas desde los EE.UU. 877.407.5847
Llamadas Internacionales +1.812.671.9757
Fax: +1.812.355.1576
ventas@palibrio.com

Índice

I. FISIOLOGÍA DE LA AUDICIÓN 17
    I.1.- La función auditiva y el oído 18
        I.1.A.- Funciones auditivas 18
        I.1.B.- Bilateralidad de los oídos 20
    I.2.- Fisiología del oído medio 24
        I.2.A.- Movimientos de cadena tímpano-osicular 25
        I.2.B.- Papel de las ventanas 26
        I.2.C.- Trompa de Eustaquio 26
    I.3.- Potenciales electrónicos cocleares 27
        I.3.A.- Potenciales cocleares de reposo (PR) 28
        I.3.B.- Potencial microfónico coclear (PMC) 29
        I.3.C.- Potencial de sumación (PS) 30
        I.3.D.- Potenciales compuestos de actividad y acción (PA) 31

II. LA AUDICIÓN HUMANA 33
    II.1.- Teorías de la audición 34
        II.1.A.- Grupo de Teorías de la resonancia de Helmoltz 35
        II.1.B.- Grupo de Teorías telefónicas de Rutherford 37
        II.1.C.- Análisis y filtraje de sonidos por el oído interno de Gribenski 37
        II.1.D.- La "Volley Theory" 38
    II.2.- Núcleos cocleo-bulbares 40
    II.3.- Neuronas bulbotalamicas 42
    II.4.- Neuronas talamocorticales 42
    II.5.- Corteza cerebral auditiva 43

III. INTEGRACIÓN AUDITIVA 45
    III.1.- Regulación de los órganos periféricos de audición y lenguaje 46
        III.1.A.- Lateralidad auditiva 50

       III.1.B.- El oído rector 51
       III.1.C.- Localización del oído rector 52
       III.1.D.- El oído musical 53
   III.2.- Selectividad auditiva 57
   III.3.- Reflejo del oído rector y del oído musical 58
   III.4.- Lateralidad auditiva en los hemisferios cerebrales 59

IV. FONACIÓN 61
   IV.1.- Mecanismo respiratorio de la fonación 62
   IV.2.- Cuerdas vocales en la fonación 63
   IV.3.- Articulación 64

V. EL LENGUAJE 66
   V.1.- Los centros cerebrales del habla 66
   V.2.- Vías efectoras de la fonación 67
   V.3.- El reflejo de sinergia neumofónico 67
   V.4.- Fisiología del fuelle pulmonar 72
   V.5.- Medida de la ventilación pulmonar por vitalografía dinámica 72
   V.6.- Mecánica de la dinámica respiratoria 73
       V.6.A.- Inspiración 74
       V.6.B.- Espiración 74
       V.6.C.- Movimientos laterales de la inspiración 75
       V.6.D.- Diafragma 75
       V.6.E.- Otros músculos que intervienen en la fonación 76
   V.7.- Funciones laríngeas 77
   V.8.- Teorías de la fonación 80
       V.8.A.- Teoría mioelástica 80
       V.8.B.- Teoría neurocronáxica 82
       V.8.C.- Teoría muco-ondulatoria 83
       V.8.D.- Teoría neuro-oscilatoria 84
       V.8.E.- Teorías actuales de la mecánica de la vibración 85

V.9.- Tiempo de apertura glótica 86
    V.9.A.- Tonos graves 86
    V.9.B.- Tonos agudos 87
    V.9.C.- Intensidad 87
    V.9.D.- Ataque vocal 88

VI. EL HABLA 89
    VI.1.- El lenguaje interior 91
    VI.2.- La docena de elementos del habla 93
    VI.3.- La doble articulación: Lo que se dice y lo que se quiere decir 94
    VI.4.- La tercera articulación del habla 95
    VI.5.- El soliloquio 95
    VI.6.- El taco 96
    VI.7.- El habla en la propaganda y publicidad 96

VII. ORIGEN Y DESARROLLO DEL HABLA 97

REFLEJO HUMANO OTONEUROFONATORIO DEL HABLA

POR LOS DOCTORES

- *MARIA LUISA MOZOTA NÚÑEZ*, MÉDICO ESPECIALISTA DE OTORRINOLARINGOLOGÍA POR VÍA M.I.R., DOCTOR EN MEDICINA Y CIRUGÍA POR LA UNIVERSIDAD DE ZARAGOZA.
- *JOSÉ RAMÓN MOZOTA NÚÑEZ*, MÉDICO ESPECIALISTA DE OTORRINOLARINGOLOGÍA POR VÍA M.I.R. DOCTOR EN MEDICINA Y CIRUGÍA POR LA UNIVERSIDAD DE SALAMANCA.
- *MANUEL JESÚS MOZOTA NÚÑEZ*, MÉDICO ESPECIALISTA DE MEDICINA FAMILIAR Y COMUNITARIA POR VÍA M.I.R., DOCTOR EN MEDICINA Y CIRUGÍA POR LA UNIVERSIDAD DE SALAMANCA.
- *JOSÉ RAMÓN MOZOTA ORTIZ*, MÉDICO ESPECIALISTA DE OTORRINOLARINGOLOGÍA, DOCTOR EN MEDICINA Y CIRUGÍA POR LA UNIVERSIDAD DE VALLADOLID, PROFESOR DE LA UNIVERSIDAD DE VALLADOLID, DEGREE OF DOCTOR OF MEDICAL OTORRINOLARINGOLOGY FOR NORTH WEST LONDON UNIVERSITY.

DEDICATORIA:

A EMILIA NÚÑEZ OBREGÓN, ESPOSA Y MADRE EJEMPLAR

LOS AUTORES

TABULA GRATULATORIA

Agradecimiento a los profesores del bachiller y de la facultad de medicina, a los maestros de nuestra especialidad de otorrinolaringología así como a los profesores de nuestra formación en audiología y foniatría.

Agradecimiento al profesor otorrinolaringólogo José Ramón Mozota Sagardía, al profesor de filosofía y farmacéutico Manuel Núñez Morante por enseñarnos el valor del trabajo bien hecho de la investigación.

Agradecimiento al profesor Enrique Bráñez Cepero, catedrático de microscopía electrónica, citología, embriología, histología y anatomía patológica de Valladolid y Oviedo, director del Instituto Cajal de Valladolid, del Patronato Santiago Ramón y Cajal, del Consejo Superior de Investigaciones Científicas, por la guía de nuestras investigaciones.

Agradecimiento a nuestro profesor Alfredo Carrato Ibáñez, doctor en medicina, especialista en otorrinolaringología, doctor en ciencias naturales, catedrático de histología, y anatomía patológica de las universidades de Salamanca y de Madrid, decano de la Universidad de Salamanca, director del Instituto Cajal de Madrid, del Consejo Superior de Investigaciones Científicas.

Agradecimiento a nuestro querido amigo catedrático de antropología social José Antonio Jáuregui Oroquieta, que se ha ido y nos ha dejado.

Agradecimiento al profesor de lengua Manuel Gargallo Sanjoaquín por la supervisión del estilo de desarrollo y lingüística del libro.

Agradecimiento a los miles de pacientes que hemos podido ayudar y perfeccionar nuestros conocimientos de medicina, otorrinolaringología y foniatría, para poder realizar la investigación de este libro.

JESUCRISTO DIRIGIÉNDOSE AL SORDOMUDO, AMASÓ BARRO CON SALIVA Y PONIÉNDOLO EN LOS OÍDOS LE DICE:
"EFFETA" = "ÁBRETE"
DESDE ESE MOMENTO TUVO AUDICIÓN, SE AFLOJARON SUS CUERDAS VOCALES Y EMPEZÓ A HABLAR.
SAN MARCOS EN MILAGROS DE CRISTO.

"EL QUE NACE SORDO ADEMÁS DE SERLO ES SORDOMUDO SI NO ES POR LA REEDUCACIÓN."
JUAN HUARTE DE SAN JUAN DE PIE DE PUERTO
EXAMEN DE LOS INGENIOS PARA LAS CIENCIAS
(PAMPLONA, 1578)
Libro que estuvo incluído en el índice:
INDEX LIBRORUM PROHIBITORUM

PRÓLOGO

Invitado a escribir el prólogo de esta obra me encuentro con la cariñosa dificultad que surge de parte de mis amigos que la configuraron. En tal circunstancia es difícil superar el subjetivismo, mas cómo el contenido del libro y su enfoque, por científicos, se caracterizan por su objetividad, espero que esta también se imponga en mi presentación. La amplia bibliografía sobre el tema que aquí se estudia y recoge, y las pinceladas históricas que de la misma se exponen, hablan elocuentemente de la inquietud que las alteraciones del reflejo humano otoneurofonatorio del habla ha provocado en la Humanidad. Más es, en estos momentos, desde hace dos o tres décadas, cuando recogiendo hipótesis, vacilaciones y experiencias, los otorrinolaringólogos, apoyados en modernos instrumentales, han podido delimitar, definir y tratar las alteraciones de la comunicación por procesos patológicos de este reflejo. Por su íntima relación con hechos de aprendizaje y comportamiento, es lógico que pedagogos y psicólogos hayan aportado valiosa colaboración en su conocimiento y tratamiento. Siguen siendo buenos puntales en los que se apoya la labor médica; sin embargo como se demuestra en esta obra, la naturaleza de estos procesos precisa de otorrinolaringólogo –actualizado, inquieto e investigador- que detecte con certeza la naturaleza, grado de afectación para el certero diagnóstico de las dolencias del reflejo humano otoneurofonatorio del habla. Se dice que hay seres humanos que lo saben todo y no entienden nada; otros que no saben nada pero lo entienden todo, y, unos terceros, que saben mucho y lo entienden todo. Abundan los "*eruditos*" que han archivado en su memoria una, dos, tres y hasta trescientas guías telefónicas, pero no saben para qué sirven. Cualquier magnetófono puede, en cualquier caso, aventajar a estos "*eruditos*". Los doctores Mozota gozan de un amplio abanico de conocimientos, dentro y fuera de la medicina, pero, sobre todo, son capaces de entender la relación de la frase del Evangelio "en el principio era la palabra" y sus hallazgos científicos de la función del oído y del habla. Es decir que buscan en todo momento, la interrelación de los fenómenos médicos-humanos-ambientales. Esto es lo que significa el verbo "comprender", unir y relacionar diversos materiales de conocimiento dentro de un orden mental.

Hay investigadores que recogen piedras, tejas, ladrillos y clavos. Hay unos segundos que levantan un edificio con esos materiales, colocando cada pieza en su sitio estructural. Este libro al margen de su aportación médica, contiene muchas y profundas intuiciones de corte filosófico y sociológico. En esta obra se echa mucha luz sobre la percepción y función de la comunicación del pensamiento por el habla –terreno específico de la ***epistemiología***-. Se abren importantes horizontes sobre el papel social que desempeña el oído al grabar desde el seno de la madre el lenguaje (con su ritmo, música, melodía, etc.) de una determinada comunidad territorial. A lo largo de este tratado se exponen teorías y técnicas que, por su empirismo, aunque vigentes, quedan relegadas a elementos instrumentales de apoyo. Frente a ellas, se asientan modernas, científicas y contrastadas normas –ajenas y de propia experiencia- que por amplio curriculum médico y la vocación docente e investigadora de los autores, avalan los resultados que con las mismas se pueden obtener, y, de los que hay que partir, como irreversibles logros científicos.

+ JOSÉ ANTONIO JÁUREGUI OROQUIETA.
Catedrático de antropología social de Oxford (Inglaterra)
Catedrático de antropología social en Los Angeles (California)
Cofundador de la Universidad Pública de Navarra.
Profesor de la Cátedra Claudio Monet de Madrid (España).

I. FISIOLOGÍA DE LA AUDICIÓN

El oído es un sentido mecanorreceptor, copilador de ondas sonoras que transmite y transforma los ruidos en sensaciones neuroauditivas para su percepción e integración cerebral en ideas sonoras.

Impulsado por energía en forma de presión por las ondas vibratorias en el aire, provocan en el oído el origen de los impulsos auditivos.

El oído podemos considerarle similar a un barómetro que recoge las variaciones rápidas de ondas de presión que se suceden en el aire, como las olas en un estanque de agua cuando arrojamos una piedra.

Podemos dividir la función auditiva de conjunto en partes didácticas que son investigadas por disciplinas diferentes.

Desde la fuente acústica los sonidos se propagan en medio aereo, sólido, líquido o gaseoso, ya que en el vacío no existe transmisión sonora; su estudio es objetivo de la acústica física y fisiológica.

Las ondas sonoras son recopiladas, conducidas, amplificadas y purificadas por el oído externo y medio hasta la cóclea; se estudia en la fisiología de la trasmisión en oído medio.

En el oído interno los sonidos se transforman en impulso sensorial auditivo, se analizan y se transmiten por los nervios estatoacústicos del VIII par craneal a las vías auditivas, analizado en la nerofisiología del comienzo del impulso neuroacústico.

Por las vías auditivas los impulsos nerviosos de los sonidos, llegan a los centros auditivos y a los centros asociados de reconocimiento auditivo, donde se analizan e integran y se asocian, fenómenos investigados por la neurofisiología de la audición.

Las reacciones del organismo a los sonidos recibidos e integrados se recogen en la psicoacústica.

I.1.- La función auditiva y el oído

Analizando la función auditiva podemos evidenciar dos procesos sucesivos de naturaleza diferente.

1. El previo proceso de transmisión vibratoria, con un carácter esencialmente mecánico; amplifica, purifica y modela los sonidos hasta su llegada al oído interno para lograr la estimulación de las células ciliadas.
2. El proceso de percepción auditiva en el oído interno: da origen al impulso sensorial nervioso auditivo, a nivel de las células ciliadas y se transmite como mensaje neural, para ser integrado en los centros nerviosos cerebrales.

Entre ambos procesos están las células ciliadas neuro-sensoriales del órgano de Corti en el oído interno, que transforman las ondas sonoras de energía mecánica a impulsos neurosensoriales acústicos.

I.1.A.- Funciones auditivas

En el oído se realizan cuatro funciones auditivas, cuyo deterioro da lugar a los diversos tipos de hipoacusias y sorderas.

- La transmisión de las ondas sonoras en el oído externo se hace con las menores disminuciones de energía por el aire. Son concentradas por la oreja sobre el tubo del conducto auditivo externo, donde se transmiten hasta el tímpano con pérdida mínima de sonoridad. Según la Ley de los tubos, base de los órganos de las iglesias por los monjes medievales, la energía sonora en un tubo se pierde como la distancia, no como el cuadrado de la distancia, como ocurre en los espacios abiertos de aire libre.

- Una transmisión ósea sólida de las ondas sonoras desde el tímpano al oído interno por la cadena de huesecillos en el oído medio.
- Un análisis periférico mecánico de frecuencias de los sonidos a nivel de la membrana basilar del oído interno que a su vez es transmisor de ondas mecánicas a nivel de los líquidos laberínticos.
- Un transformador de ondas mecánicas a respuestas microelectrónicas codificándolas en impulsos nerviosos a nivel de las células ciliadas del órgano de Corti en el oído interno.

Podemos resumir que el oído externo es un concentrador y purificador de sonidos, que el oído medio es un adaptador de impedancias y el oído interno es un analizador periférico de frecuencias y un transformador.

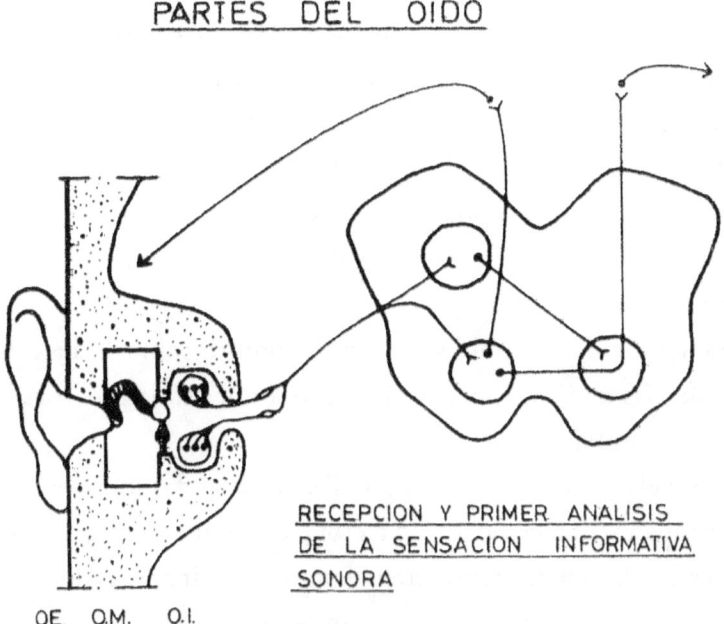

I.1.B.- Bilateralidad de los oídos

Como refiere Santiago Ramón y Cajal en la "Historia del sistema nervioso del hombre y los animales", durante la ontogénesis de la emigración, hay una descentralización del órgano especializado del oído, desde el cerebro hasta el oído periférico, en la parte externa lateral de la cabeza.

El oído se sitúa lo más cerca del mundo exterior que nos rodea, pero próximo al sistema nervioso central para facilitar la recepción e integración de los sonidos y proteger al cerebro.

El oído interno busca su protección mecánica alojándose dentro del fuerte hueso temporal. Queda lo suficientemente lejos para no percibir otros ruidos biorrítmicos corporales, pero lo suficiente cerca de la fonación para poder realizar el autocontrol de su misma voz.

La situación de un oído en cada lado de la cabeza permite percibir pequeñas diferencias de intensidad y tiempo para la percepción de los sonidos; esto nos permite llevar a cabo la orientación desde donde nos viene el sonido y donde está situada la fuente sonora.

Este sistema de la orientación de donde se encuentra la fuente sonora para ser localizada por el hombre, sustituye el sistema de orientación sonora en el animal principalmente logrado por los movimientos por separado y en conjunto de las orejas, mecanismo que se atrofia en el desarrollo humano.

Es el movimiento de cabeza para desplazar simultáneos y en paralelo los pabellones auriculares, podemos considerarlo como responsable de las misiones de mover las orejas en el animal, que se realizan para la localización de las fuentes sonoras.

La escucha biaural establecida en el hombre sobre la base biológica del cruce de vías auditivas, presenta una superior calidad sensorial sobre la audición monoaural.

A partir del estímulo exterior según llegan las ondas sonoras en diferente fase a los tímpanos derecho del oído rector o del izquierdo musical, nutren de diferente estímulo al hemisferio cerebral mayor dominante de los contenidos, que al otro hemisferio menor de las formas.

Este hecho tiene gran importancia cuando se trata de cambios vocales y del habla humana en la enfermedad de H. Hecaen, como respuestas por estímulos desde ambos oídos, en lesiones corticocerebrales auditivas.

Conocemos que son diferentes los cambios de las respuestas de la voz y del habla, en las lesiones que se producen a la misma altura en la corteza del hemisferio cerebral mayor en el síndrome de J. de Ajuriaguerra y otras similares del hemicerebro menor en el síndrome de Gertsmann.

La percepción, el aprendizaje e integración al mundo sonoro interior, así como la memoria de un estímulo sonoro que llega desde uno o los dos oídos en el hombre, son diferentes en el reflejo de la audición monoaural o con el reflejo de equilibrio de la escucha biaural.

El reflejo de la audición biaural, puede alterarse a varios niveles y repercutir en modificaciones de la voz y expresión verbal: oído externo, medio o interno, nervio auditivo, vías auditivas y zonas ipsi o contralaterales de las cortezas hemisféricas cerebrales auditivas.

Un mensaje sonoro trasmitido en un medio homogéneo, se considera que llega a los dos tímpanos del hombre de forma simétrica cuando la fuente sonora se encuentra en el plano sagital perpendicular al sujeto.

Fuera de este caso, en otras posiciones de la cabeza con relación a la fuente de sonido, hay una diferencia de intensidad y composición espectral de la recepción en cada tímpano.

La captación del ruido, en el oído más alejado pierde un poco de energía con relación al oído que está más cerca; la pérdida es mayor en las frecuencias agudas que en las frecuencias graves; se produce un retardo de milisegundos en el tiempo de acceso de recepción y la llegada al tímpano más alejado.

Cuando una persona orienta su cabeza en una dirección determinada hacia el emisor de ruido, la sensación sonora está integrada y memorizada con la posición muscular del cuello y orientación temporoespacial inconsciente útil del aparato vestibular que la incorpora a su corporalidad.

Ante la llegada de un sonido coordinamos y memorizamos en un esquema sonoro específico, la sensación auditiva unida a la postura neuromuscular de contracción y relajación de los músculos del cuello.

En el lado del oído más alejado y en el otro, el estímulo sonoro se percibe con una intensidad menor o mayor en frecuencias agudas, un retardo o avance en el tiempo de llegada en ambos tímpanos.

Podemos medir y comparar el retardo con que llegan los tonos agudos y graves en las variables posturas de la cabeza.

Llegamos a la conclusión que estos factores de la biauralidad, son proporcionales a la inteligibilidad del mensaje sonoro y orientación desde donde nos viene el sonido.

Si obturamos el oído más próximo, la intensidad auditiva con la que percibimos en este tímpano disminuye, pero en el esquema cerebral de corporalidad no ha cambiado la posición de los músculos del cuello, sigue siendo el oído adelantado pero funciona como el más alejado que menos percibe. Esta situación está provocando un confusionismo en la percepción cerebral falsa, con pérdida de la orientación y de la biauralidad. En la práctica se disminuye mucho la inteligibilidad auditiva en estos casos hasta que se distingue por adaptación.

Si colocamos a la persona un tapón en el oído adsorbente de ruidos agudos con "filtro de pasa graves" tipo Elacín (Groenebeld Elcea B.V.) en el oído adelantado y un tapón adsorbente con "filtro de pasa agudos" Elacin en el otro oído más alejado, hay una nueva coordinación biaural invertida, pero no real e ilusoria, con diferente medida de parámetros y de inteligibilidad en esta nueva participación de los dos oídos.

Cuando colocamos un tubo en el oído adelantado, que continúe el conducto auditivo externo de este taponado, además de la pérdida de intensidad, conseguimos un retardo en la llegada del mensaje sonoro al tímpano y los músculos del cuello siguen en igual posición. En esta experiencia entra en funcionamiento el importante factor tiempo.

Podemos establecer que los parámetros físicos para la inteligibilidad del mensaje sonoro en la audición biaural son los siguientes:

- Las variaciones de intensidad o *shimmer*.
- Los cambios del especto frecuencial o *jitter*.

- El tiempo de acceso de las ondas sonoras a los dos tímpanos.

Los cambios muy fuertes del *shimmer* traumatizan el oído y los muy débiles acaban provocando una hipersensibilidad auditiva.

Los cambios del *jitter* en frecuencias graves en la práctica informan muy poco y en frecuencias agudas distorsionan el mensaje sonoro y le quitan cohesión dividiéndolo.

Trabajamos para conocer las modificaciones por la intensidad y por el tiempo de acceso del mensaje sonoro de una única fuente a los dos oídos. Pudimos comprobar la diferencia de las imágenes auditivas en el cerebro; sufren la misma distorsión cuando el sonido llega en diferente amplitud o en diferente tiempo a los dos tímpanos de la misma persona.

Desde el punto de vista geométrico, la captación de la sonoridad es amplificada desde el tímpano al oído interno para compensar la distancia que tiene que recorrer de un centímetro, en que el impulso sonoro a una velocidad de recorrido de 1000 metros por segundo, acarrea un retraso de 10 milisegundos en llegar a las terminaciones del nervio auditivo en el órgano de Corti del oído interno.

La imagen sonora estereofónica biaural la percibimos en los hemisferios cerebrales, cuando existe una diferencia de distancia entre la fuente sonora a un tímpano y otro. La percepción biaural se logra por la diferencia de tiempo de llegada del sonido a los tímpanos, la cronaxia del nervio auditivo para la percepción, la disimetría geométrica de lateralidad en el recorrido de las fibras cruzadas y directas de la vía auditiva y por la diferencia de tiempo en la elaboración de imagen sonora dentro del mundo interior en el sistema nervioso central.

El aumento de la intensidad puede compensar los defectos y disminución de impedancia acústica del oído medio e interno en las sorderas, llegando a producir unas buenas imágenes sonoras en los hemisferios cerebrales. Es importante para la adaptación de audífonos en las hipoacusias y proceder a la reeducación precoz de los defectos del reflejo otoneurofonatorio del habla por la vía natural del oído.

Son difíciles de adaptar y precisan audífonos más especiales en los casos que no existe el factor tiempo de los pacientes con sorderas centrales.

I.2.- Fisiología del oído medio

la función principal del oído medio es constituir un adaptador de la diferencia de impedancia, o resistencia frente a impulsos sonoros audibles que son muy rápidos y discontinuos. Los ruidos pasan desde el oído externo aéreo por el medio óseo de la caja del tímpano, hasta las ventanas oval y redonda donde empieza el oído interno con trasmisión de las ondas sonoras por líquidos. Adapta la diferencia de impedancia desde la trasmisión del sonido por el aire en el oído externo a la impedancia de la transmisión por los líquidos del oído interno (perilinfa, endolinfa y cortilinfa) y realiza una amplificación y purificación de los ruidos por el sistema de los músculos del martillo

La adaptación de impedancia se hace por la modificación de la misma; se lleva a cabo una transmisión por medio sólido óseo de martillo, yunque y estribo a una transmisión por los 2 centímetros cúbicos en el aire de la caja, creándose una diferencia de fase en la misma onda transmitida al oído interno por la cadena osicular a la ventana oval y la transmisión de la misma onda por el aire de la caja, a la ventana redonda del oído interno. Esta diferencia de fase entre la llegada de la misma onda sonora es responsable de la audición por el oído interno. Se demostró que si la onda llega en la misma fase a las dos ventanas no existe audición.

Hay una amplificación de la presión sonora por el sistema de palancas y pistón de la cadena de huesecillos en el paso por oído medio. Es necesario este adaptador del oído medio porque la impedancia en el aire del conducto auditivo externo es baja, de 41,50 ohmios mecánicos por centímetro cuadrado, hasta la llegada de las ondas sonoras al tímpano. La impedancia de las ondas sonoras en su transmisión por los líquidos laberínticos es de 161.000 ohmios mecánicos por centímetro cuadrado.

Existe una relación matemática de la diferencia entre las impedancias de 1/3.880, que se adapta en el paso de las ondas sonoras por el oído medio.

Al pasar una onda sonora de un medio a otro la energía transmitida es de una milésima y reflejada en un 99,9%, que equivale a una pérdida en intensidad de 30 decibelios sin este adaptador de impedancia y amplificador de potencia sonora, que es como el trasmisor de la energía del motor de un coche a los movimientos de las ruedas.

Por ello hay que recurrir a un adaptador de impedancia o el oído medio para conseguir una transformación máxima de energía multiplicando la presión sonora transmitida a la ventana oval en razón de la que se recolecta en el tímpano. Se puede medir por impedanciometría y conocer el reflejo estapedial del músculo del estribo.

I.2.A.- Movimientos de cadena tímpano-osicular

Se realizan en un bloque alrededor de un eje que pasa por la parte superior del tímpano y dentro de un cono cuya base es el tímpano con el mango del martillo en su cara interna y el vértice está en la ventana oval.

El sistema de palancas de las articulaciones entre el martillo con el yunque y de éste con el estribo, amplifican la energía transmitida al final en forma de presión de pistón sobre la ventana oval por el estribo al final de la cadena osicular.

La articulación del martillo y yunque en general tiene poco juego de desplazamiento y por ello toda la cadena de huesecillos actúa como un solo bloque, provocando el *efecto pistón* hundiéndose el estribo en la ventana oval para trasmitir el sonido.

La concentración de energía se hace desde la base del cono de una superficie timpánica entre 60 a 90 milímetros cuadrados, hasta el vértice de la platina de estribo que tiene una superficie de 3 milímetros cuadrados. Por ello la presión ejercida sobre el tímpano está muy distribuida en toda su superficie y se concentra la misma presión sonora sobre una superficie menor y por ello la presión más concentrada en la ventana oval va a provocar mayor movimiento del líquido del oído interno.

I.2.B.- Papel de las ventanas

Las ventanas tienen un papel de concentrador de energía en las presiones de la platina del estribo que moviliza los líquidos laberínticos hasta la otra ventana redonda, de descompresión coclear al oído medio.

El sistema trasformador es posible porque el oído interno está lleno de líquidos, desde la ventana oval donde presionan las ondas sonoras y se originan las corrientes líquidas cocleares hasta una segunda ventana redonda, que da la descompresión al oído medio y que está separada de él, recubierta por una membrana elástica.

A los desplazamientos hacia dentro del oído interno y origen de corrientes líquidas internas en la ventana oval, se corresponden con desplazamientos y corrientes hacia fuera al oído medio por la ventana redonda.

Cuando la ventana oval va hacia dentro, la membrana de la ventana redonda se desplaza hacia fuera. Así logramos realizar un cambio de impedancia en el oído interno por la actuación sobre la ventana redonda cuando realizamos con buen resultado la Cirugía del acúfeno grave y vibratorio del oído interno.

La recuperación elástica de la membrana de la ventana redonda hacia dentro, después de la compresión hacia fuera, coincide con la presión de las ondas sonoras por vía aérea que llegan por el aire de la caja desde el tímpano.

Las ondas llegan en diferente fase a las dos ventanas. Hay un fenómeno que se denomina oposición de fase en el juego de las ventanas y es el responsable de la audición.

I.2.C.- Trompa de Eustaquio

El paso de aire desde el oído medio a la parte posterior de las fosas nasales, asegura que exista aire siempre en la caja del tímpano y se renueve, manteniendo la isopresión en oído medio. El mantenimiento de la misma presión de la caja del tímpano que en la atmosfera exterior por la trompa de Eustaquio, hace que el tímpano pueda vibrar en condiciones óptimas.

En condiciones normales de la trompa de Eustaquio su orificio profaríngeo se encuentra cerrado; este orificio se abre por los músculos tensores del paladar, peristafilinos externo e interno. La apertura de la trompa se realiza cada cortos periodos de tiempo, al bostezo o al estornudo, para renovar el aire del oído medio y proporcionar un mantenimiento de la isopresión.

Al subir en algunas alturas o bucear, así como cambios atmosféricos en vuelos de aviones mal presurizados, se pierde la isopresión y hay que realizar maniobras para hacer una descompresión, tratando de conseguir el buen funcionamiento de la trompa.

La obstrucción de la trompa de Eustaquio por problemas catarrales, inflamatorios o infecciosos conlleva falta de renovación del aire del oído medio con presiones negativas y derrames de serosidad y moco en la caja de tímpano que son las llamadas otitis medias secretoras seromucosas.

```
| SONORIDAD | LENGUAJE DEL PERIMUNDO | OIDO LARINGE | LENGUAJE INTERIOR | INTELECTUALIDAD |
```

I.3.- Potenciales electrónicos cocleares

Con microelectrodos colocados dentro del oído interno en las células ciliadas de Corti se han estudiado los potenciales intracocleares de reposo y su variación como respuesta cuando se trasmite un impulso sonoro.

En los EEUU Tasaki, Davis y Legouix y en Francia Aran y Portman publicaron la técnica de microelectrodos en las rampas vestibular y timpánicas del órgano de Corti y así lograron registrar las diferencias de potencial entre los dos pies del microelectrodo de las respuestas sensoriales del órgano de Corti.

Si medimos la diferencia de potencial del interior de la cóclea con relación a una masa celular extracoclear, solo podemos obtener los potenciales de actividad de respuesta al estímulo sonoro. Si medimos los potenciales electrónicos dentro de la cóclea, obtenemos los siguientes tipos:

1. Potenciales de reposo (PR).
2. Potencial microfónico coclear (PMC).
3. Potencial de sumación (PS).
4. Potencial de acción compuesto (PAC), con dos picos de onda N_1 y N_2 en frecuencias agudas, que se pueden recoger por electrococleografía de Aran Portman al paso del estímulo sonoro transformándose en corriente nerviosa de las fibras auditivas.

I.3.A.- Potenciales cocleares de reposo (PR)

Además de los potenciales de reposo normales de todo elemento, en las células ciliadas del órgano de Corti aparece el llamado potencial coclear: la endolinfa en la rampa coclear presenta un potencial de + 100 mV (microvoltios) por una elevada concentración en K^+ (iones de potasio).

Estas cargas electrónicas mantienen la electricidad extracelular de amplia superficie que solo se encuentra en la endolinfa de la cóclea, pero no en las demás endolinfas del aparato vestibular del oído interno.

Esta polarización endolinfática coclear se mantiene gracias a unos complicados procesos de transporte activo a nivel de la estría vascular. Desde la membrana tectoria, la lámina reticular de los cilios parece ser la frontera que separa las cargas positivas de la endolinfa coclear de las cargas negativas de -90 mV que tienen las células ciliadas del órgano de Corti, típico de toda célula nerviosa y muscular en la placa de la unión neuromuscular.

Dentro de las células del órgano coclear de Corti hay un predominio de iones potasio (K^+) sobre los iones sodio (Na^+) como en el resto de las células del organismo.

La diferencia de potencial se mantiene por la utilización continua consumiendo energía metabólica generada por el ingreso de sodio y salida de potasio, manteniéndose así la diferencia de potencial.

Si bien se pensaba que en la cortilinfa podía existir también un potencial negativo, hoy conocemos que los potenciales negativos son de las células de los pilares de Corti las que están cargadas negativamente pero no la cortilinfa que circula entre ellas como se demuestra en las experiencias que siguen realizándose en esta primera decena de años del siglo XXI.

I.3.B.- Potencial microfónico coclear (PMC)

Descrito por primera vez por Weber y Bray en 1930 en el gato y Davis y Aran en Burdeos el año 1964, en el hombre, demostraron que la cóclea funciona de manera similar a un micrófono y este potencial coclear reproduce de manera electrónica la forma de onda del sonido estimulante fue denominado potencial microfónico coclear (PMC).

Por el método Tasaki de colocación de microelectrodos en la cóclea publicado en 1952, se comprobó que el PMC se produce por la vibración de toda la membrana basilar, mas en un punto según el tono sonoro estimulador, generado por las células externas del órgano de Corti en un oído interno normal.

Posteriores experiencias en el hombre, colocando un microelectrodo en la ventana redonda, evidencian cómo con estimulaciones medias o débiles la amplitud del PMC es proporcional a la intensidad de las ondas de estimulación. Con fuertes intensidades sonoras y al sobrepasar o llegar al umbral dolor, existe un fenómeno de saturación.

Relizando el estudio según la prueba de Hortmann, con estímulos sonoros de tonos puros, podemos registrar la zona de la espira del caracol en donde la membrana basilar está mal y no vibra; podemos deducir que a nivel de la cual se encuentran las células cocleares lesionadas.

I.3.C.- Potencial de sumación (PS)

Descubierto y descrito por Davis y publicado en los trabajos de Von Bekesy, como al estimular con el mismo ruido varias veces seguidas o un sonido continuo en forma de soplo una cóclea, además de los potenciales de reposo y microfónico coclear podemos detectar el fenómeno de que va disminuyendo el umbral estimulatorio para la producción de los potenciales microfónicos al paso del sonido y este fenómeno que es como una facilitación del proceso siguiente, se provoca por un potencial microelectrónico llamado de sumación (PS).

El potencial de sumación está relacionado con el potencial microfónico coclear en la repetición de un ruido o en un sonido continuado de soplo.

La polaridad positiva o negativa y la amplitud producida por el potencial de sumación para el umbral del potencial microfónico coclear depende de:

- A qué longitud de la espira basal está el sitio en que la membrana basilar vibra más.
- De la intensidad de vibración de la membrana basilar.
- De la frecuencia del sonido puro estimulante.

Investigadores como Davis consideran los potenciales de sumación como una linealidad aumentando o disminuyendo el umbral del potencial microfónico coclear como respuesta en un sonido continuo de soplo, sin función específica fisiológica precisa.

Otros autores como Honrubia y Ward piensan que el componente negativo del potencial de sumación está provocado por el movimiento asimétrico y en distinta fase de los cilios que se encuentran en la cúpula de la célula de Corti y por el potencial de sumación se excitan diferente las fibras del nervio auditivo.

Los trabajos de Russell y Sellick realzan la importancia del componente que denominan *potencial de sumación del receptor*, que es un componente de variada intensidad y polaridad, independiente del potencial microfónico coclear. Piensan que es extracelular, ya que está producido fuera de las células y es capaz de desencadenar fenómenos electrónicos globales cocleares de proceso muy complicado.

I.3.D.- Potenciales compuestos de actividad y acción (PA)

Con los microelectrodos muy próximos o dentro de la cóclea podemos recoger registros de los potencial de reposo, potencial microfónico coclear, potencial de sumación y el llamado potencial de acción cuando el impulso auditivo sale de la cóclea a las fibras nerviosas. Prescindiendo de ellos, en la recepción del sonido se recoge la respuesta global electrónica cuando el impulso llega y está en el comienzo de las fibras nerviosas auditivas; es el potencial de acción.

Está compuesto en el nervio que es el resultado final en una cifra compuesta por la suma de todos los potenciales antes citados con el potencial de actividad coclear originado por la llegada del ruido y se denomina a la cifra total el potencial compuesto de actividad.

Podemos considerar los potenciales compuestos de acción (PAC) como la respuesta unitaria global electrónica de la cóclea al paso del sonido a nervio auditivo.

Se ha comprobado la correspondencia entre los potenciales microfónicos cocleares y las respuestas de las fibras auditivas en los potenciales compuestos de acción.

Para el estudio de la correspondencia en las altas frecuencias de 4.000 a 8.000 hertzios o vibraciones dobles de onda por segundo, procedentes de la espira de la base de la cóclea, se emplearon los *clics* o estimulaciones sonoras muy breves de manera discontinua, originando en las fibras del nervio auditivo de forma global, unas respuestas de potenciales compuestos de acción de dos picos negativos N_1 y N_2, siendo el segundo menor que el primero.

En la investigación de respuestas globales de las fibras del nervio auditivo para bajas frecuencias de 500 hertzios procedentes del vértice del caracol alejadas de la espira basal, se utilizaron *clics* filtrados llamados *pips*. Así se detectaron las respuestas con seis ondas negativas y cinco ondas positivas componentes del potencial compuesto de acción de baja frecuencia.

Se ha demostrado que la amplitud de los potenciales compuestos de acción depende del número de fibras del nervio auditivo que se estimulan y de su sincronización en el tiempo de las respuestas. Utilizando enmascaramiento auditivo de banda estrecha con diversas frecuencias podemos medir los potenciales compuestos de acción de nervio auditivo para varios tonos.

Hoy realizamos en clínica la audiometría electrónica del nervio auditivo previo a todo implante coclear, realizando la prueba de Hortman, colocando con el microscopio a través del tímpano, un electrodo en el promontorio muy próximo a la cóclea pero sin tocarla, con anestesia tópica.

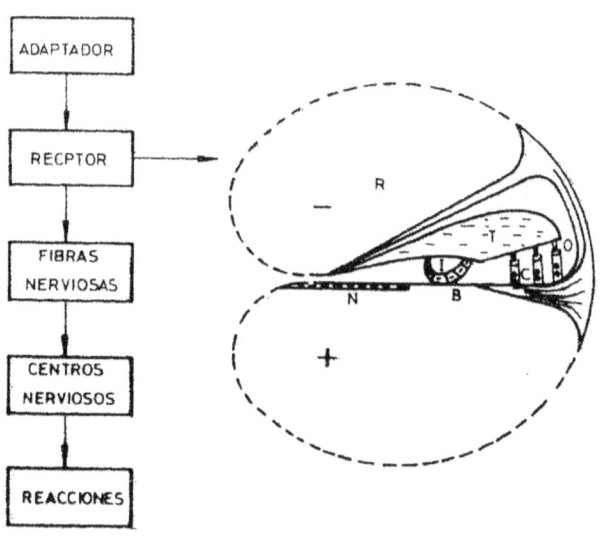

SECCION DEL CARACOL

B — MEMBRANA BASILAR
T — MEMBRANA TECTORIA
OI — CELULAS CILIADAS EXTERNAS E INTERNAS
C — ORGANO DE CORTI

II. LA AUDICIÓN HUMANA

El aparato auditivo recoge las vibraciones físicas del aire en el mundo que nos rodea y transforma en sensaciones psíquicas conscientes, en una fascinante y maravillosa etapa biológica humana.

Este fenómeno biológico desde la mecánica física del oído, pasando por la fisiología cocleoneural hasta los centros subcorticales y corticales del cerebro y su elaboración psicológica, nos hace dividir el aparato auditivo en el oído externo, medio e interno, las vías auditivas y los centros cerebrales auditivos y de interpretación con sus relaciones intersinápticas.

El oído externo concentra por la oreja y purifica las sonidos sobre el tímpano por una transmisión en un medio aéreo de muy poca pérdida en conducto auditivo externo, donde las ondas sonoras se propagan según la ley física del sonido en los tubos, que se pierde muy poca intensidad con relación a la distancia, no pérdidas con relación al cuadrado de la distancia como ocurre en la transmisión a través de espacios aéreos libres.

En el oído medio las ondas sonoras se intensifican y transmiten a través de medio sólido por el sistema de palanca de los huesecillos de la caja del tímpano, martillo, yunque y estribo, regulada su impedancia o resistencia a impulsos discontínuos, por los músculos del estribo y del martillo que evitan la alta nocividad de algunos ruidos sobre el oído interno. La vibración de la cadena osicular y la transmisión en el aire del oído medio, así como la oxigenación de este oído medio se realiza por la trompa de Eustaquio, mantiene la isopresión de la caja del tímpano.

La llegada de las ondas sonoras a la ventana oval por la cadena osicular y a la ventana redonda del oído interno por el aire de la caja se realiza en distinta fase simultáneamente y este es el fundamento de la audición en el oído interno.

II.1.- Teorías de la audición

El oído interno es receptor de ondas vibratorias sonoras y aloja en su interior el órgano de Corti, que va a transformar la vibración sonora en impulso de corriente electrónica. El influjo nervioso generado en el oído interno va a ascender por el nervio acústico y vías auditivas hasta el cerebro, donde se elabora la sensación produciéndose el oír.

Nacen desde hace un siglo las teorías de la audición. Se dividen en dos grupos principales:

- En un primer grupo que admiten que el análisis de las ondas sonoras se realizan a nivel del oído interno, tendencia representada por la teoría de la resonancia de Helmoltz o teoría del análisis periférico de los sonidos, reforzada después de los estudios bioeléctricos y electrónicos del oído interno.
- Un segundo grupo que manifiesta que el análisis de las ondas sonoras se realiza en el cerebro, o teorías del análisis de sonido centrales, de la cual la más significativa es la teoría telefónica de Rutheford.

Ningúno de los dos grupos de teorías explica todos los fenómenos de la audición y por ello surgen modernamente teorías eclécticas que combinan ideas de ambos grupos.

En la actualidad siguen sometidas a revisión las teorías por nuevas investigaciones.

II.1.A.- Grupo de Teorías de la resonancia de Helmoltz

La teoría de la resonancia de Helmoltz se basa en que no puede existir un análisis de sonidos sin resonadores. Los resonadores están en el órgano de Corti, alineados en el caracol, dentro del oído interno.

Cada resonador se activa y vibra en consonancia con la frecuencia de la onda sonora que llega y con la cual está en asonancia. La vibración de cada grupo de resonadores del órgano de Corti, específicos de la frecuencia, excitan las correspondientes células neurosensoriales auditivas, de las que emerge un mensaje electrónico específico de una sensación de frecuencia y altura de intensidad, enviándose por el nervio hacia las vías auditivas y a los centros cerebrales, un mensaje neurosensorial ya analizado.

Son estas unas teorías de la resonancia y localizacionistas. Cada frecuencia en el caracol llegaría para excitar unas células neurosensoriales a un nivel específico en un punto determinado. Las frecuencias estarían en un punto, dispuestas en el caracol como las teclas de un piano. La excitación de estos resonadores da lugar a la audición.

Considerada la atención en los pilares de Corti, los resonadores se consideran las fibras de la membrana basilar. El número de segmentos resonadores es alto y suficiente para explicar las sensaciones de diferentes frecuencias e intensidades que podemos tener.

Se admite que se puede aplicar a ello la fórmula de las cuerdas vibrantes

$$N = \frac{1}{2l}\sqrt{\frac{T}{m}}$$

la frecuencia (N) de cada onda depende de donde sea la frecuencia (N) y en cada onda depende de la longitud (l), de la tensión (T) y de la masa por centímetro (m).

Estos tres factores que varían en el sentido que se quiera y en una proporción que es suficiente para poder proporcionar una distribución proporcional de frecuencias enrolladas a todo lo largo del caracol encontrándose los agudos en la base u los tonos más graves resuenan en el vértice.

Para proporcionar las características de la audición estos resonadores deben tener dos propiedades, aparentemente contradictorias entre sí, como son la selectividad y la amortiguación.

Un resonador es más selectivo si no entra en vibración con gran amplitud sólo con la frecuencia con la cual está acorde en asonancia. Esto ocurre con los resonadores del oído. Cuando un sonido de una frecuencia determinada solo nos hace oír a una altura frecuencial determinada, pero no resuenan las frecuencias vecinas, y así los resonadores vecinos no vibran o lo hacen con una amplitud muy débil.

Un resonador es muy amortiguante cuando las ondas vibrantes por las fuerzas de roce y frotamiento pierden su amplitud y se extinguen. Este fenómeno de extinción ocurre en el oído interno donde las ondas de percepción auditiva no duran más que una décima de segundo.

Por las leyes físicas un resonador en el oído que sea muy amortiguado es poco selectivo y viceversa; si es muy selectivo, sigue vibrando el resonador mayor tiempo; esto ocurre en el vibrador de la misma frecuencia.

Las fibras no están aisladas, pero incluidas en la membrana, presentan un cierto grado de solidaridad, por lo cual se admite que no solo hay resonancia y excitación de una sola fibra, sino una zona de fibras más o menos larga en la membrana basilar, la cual presenta en la zona media de localización la máxima resonancia vibrátil; es el umbral máximo de vibración capaz de excitar las fibras del nervio auditivo y su posición localiza la altura frecuencial.

A la teoría de la resonancia han seguido otras muchas teorías nuevas, que aún no admitiendo la resonancia, siguen el concepto de localización de frecuencias en oído interno sin resonancia sonora.

II.1.B.- Grupo de Teorías telefónicas de Rutherford

Rutheford admite que cuando llega el impulso sonoro, todas las células ciliadas pueden vibrar para todas las frecuencias. Una sola célula ciliada puede proporcionar toda la sensación de altura frecuencial.

Según estas teorías, es todo el órgano de Corti el que entra en vibración bajo la acción de un sonido cualquiera excitando todas las fibras de nervio acústico, que emite impulsos hasta el cerebro.

El mensaje sonoro trasmitido por el nervio acústico reproduce la vibración sonora en su frecuencia y forma, hasta el cerebro, donde se elabora la sensación sonora. El oído interno funcionaría como un teléfono y el nervio acústico y vías como una línea telefónica, y, de ahí, el nombre de estas teorías como *telefónicas*.

El análisis del sonido es un fenómeno psíquico y cerebral; por tanto se trata de un filtro y una interpretación central y no periférica. Este grupo de teorías complementan los anteriores para entre ambas explicar los fenómenos de la audición.

II.1.C.- Análisis y filtraje de sonidos por el oído interno de Gribenski

Las experiencias obtenidas con traumatismos sonoros indican que el caracol recibe cerca de las ventanas los sonidos agudos y en el vértice los sonidos graves. Esto nos indica la teoría expuesta por Gribenski de análisis y primer filtraje inconsciente del mensaje sonoro por el caracol. Las experiencias en animales que provocan los pinchazos de ciertas zonas unas sorderas selectivas frecuenciales.

Las investigaciones realizadas en los canguros de Australia sobre el paralelismo de desarrollo del oído interno con la aparición de la audición en tonos agudos, se hace después del nacimiento en la bolsa del marsupial y ha podido ser observada y estudiada en su evolución.

Estos conocimiento de las localizaciones y análisis del mensaje sonoro, han servido de base para la tecnología de los implantes cocleares, en que se introduce en el caracol una columna con pares de electrodos hasta contactar con las zonas de localizaciones.

Estas experiencias que se realizaron en cobayas, han sido llevadas a cabo en personas humanas con los implantes cocleares, poniendo los electrodosa nivel del sitio de la cóclea presenta un mayor potencial microfónico coclear de respuesta.

Conocemos desde la comprobación de esta teoría y se ha estudiado la topografía de la conducción por que parte del nervio transcurre cada impulso según cada frecuencia, como base para realizar los llamados implantes nucleares auditivos.

Se ha comprobado que los impulsos agudos son conducidos por la parte dorsal del nervio acústico y la parte ventral conduce los impulsos correspondientes a las frecuencias de tonos graves.

II.1.D.- La "Volley Theory"

Wever y Bray investigan y analizan los datos electrónicos acústicos del oído interno para explicar como están representados la frecuencia y la intensidad en el mensaje del nervio auditivo.

Admiten la localización tonal en la cóclea ya totalmente confirmada con la prueba auditiva del test coclear de Hortmant; en algunos casos no puede representarse correctamente la altura frecuencial para algunos sonidos graves, a causa del escalonamiento de la respuesta en la membrana basilar. Se reemplaza entonces por la frecuencia de los influjos del nervio auditivo; en estos casos son sincrónicos de los sonidos de frecuencia hasta los 3.000 hertzios.

La *Volley theory* considera que la frecuencia de los sonidos está proporcionada por la localización para los tonos agudos, por la frecuencia de influjo para los graves y por los dos a la vez para las frecuencias medias.

Igual que en los nervios de la sensibilidad cutánea en nervio auditivo la intensidad del estímulo está traducida en el impulso nervioso por el ritmo de los influjos; para una estimulación de intensidad muy fuerte se produce una excitación muy fuerte y el ritmo de transmisión del impulso nervioso es más rápido.

Según esta teoría el ritmo en la transmisión del impulso representa la frecuencia y la intensidad. Este hecho se explica por el principio sináptico, por lo cual el nervio auditivo puede analizar y seguir hasta 3.000 frecuencias sonoras.

La frecuencia de los estímulos por un sonido aumenta con la intensidad para cada fibra nerviosa separadamente. Con intensidades muy débiles una fibra emite solo un impulso una vez de 10, o una vez de cada 5, etc., y la fibra transmite con un ritmo más bajo que con intensidades fuertes.

El funcionamiento de diversas fibras alterna de tal forma, que los potenciales de acción en nervio auditivo van a reproducir de manera proporcional siempre las frecuencias de ondas vibratorias de los sonidos. La amplitud del potencial de acción de nervio auditivo aumenta con la intensidad como se demuestra de forma experimental, porque según la teoría hay un número de fibras que funcionan simultáneamente y que descargan su impulso nervioso en una misma salva o una misma volée.

La intensidad de un sonido estaría expresada por el número de ondas de impulsos nerviosos que llegan a la corteza cerebral auditiva en un tiempo dado.

El nervio auditivo posee 30.000 fibras y se admite que para cada frecuencia a intensidad máxima existen 1.000 impulsos transmitidos por segundo.

Por ello el nervio auditivo puede conducir en una centésima de segundo de 1 a 300.000 potenciales de acción unitarios, lo que representa el resultado la cantidad total de sensaciones auditivas de diversas frecuencias e intensidades que el oído puede darnos.

II.2.- Núcleos cocleo-bulbares

Las fibras auditivas procedentes del ganglio espiral de Corti, entran en los núcleos cocleares ventral y dorsal de la parte alta del bulbo. A este nivel todas las fibras auditivas hacen sinapsis y las neuronas de segundo orden, se cruzan y pasan al lado opuesto del tronco cerebral a nivel del cuerpo trapezoide para acabar en el núcleo olivar superior. Algunas pocas fibras auditivas de segundo orden siguen rectas sin cruzarse y se dirigen hacia el núcleo olivar del mismo lado.

Las fibras auditivas primarias pasan por el núcleo olivar superior y siguen por el lemnisco lateral, para terminar en el tubérculo cuadrigémino posteroinferior, pero alguna termina a nivel inferior en el núcleo del lemnisco lateral. De ellas algunas van desde el núcleo del lemnisco lateral del colículo posterior por la conmisura de Probst al núcleo del lemnisco lateral del otro lado.

Desde estos colículos posteriores la vía pasa por el pedúnculo hasta el gánglio geniculado medial, donde todas las fibras auditivas centrales establecen sinapsis. La onda auditiva viajera va desde aquí a las circunvoluciones temporales de la corteza auditiva cerebral.

Los impulsos neurosensoriales de cada cóclea son transmitidos a ambos lados del bulbo cerebral, con predominio de impulsos cruzados al otro lado para la transmisión por la vía contralateral. Hay tres lugares en el bulbo donde se cruzan el 80% de las fibras de la vía auditiva: en el cuerpo trapezoide, en la conmisura de Probst y en la conmisura que une los dos tubérculos cuadrigéminos inferiores.

Las fibras auditivas del nervio intermediario de Wrisberg pasan directamente al sistema reticular ascendente (ARAS), activador del troncoencéfalo. Este sistema envía fibras ascendente hacia la corteza y descendentes hacia la médula.

Esta vía de trasmisión acústica comprende al menos cuatro y a veces seis neuronas hasta la corteza cerebral. Estas fibras pueden establecer o no establecer sinapsis en los núcleos olivares superiores, núcleos del lemnisco lateral o en los cuerpos geniculados inferiores. Por ello algunos haces de fibras nerviosas son más directos que otros, lo cual significa que algunos impulsos llegan a la corteza cerebral antes que otros, aunque se originasen de forma simultánea al mismo tiempo en las cócleas.

Existen asociaciones de esta vía auditiva con el cerebelo, que activan el vermis por ruido brusco: de forma directa desde los núcleos cocleares; desde los tubérculos cuadrigéminos inferiores; desde la sustancia reticular ascendente del troncoencéfalo y desde los núcleos auditivos cerebrales.

En las estimulaciones realizadas sobre la audición y búsqueda de respuestas a nivel bulbar con electrodos en el núcleo, Lorente de No encuentra puntas rápidas de gran amplitud, siempre de amplitud constante y específica de la persona (de unos 550 a 600 microvoltios).

Estas respuestas son de tipo neurológico central ya que no varían con la repetición de estímulos acústicos y son inagotables, pues no hay fenómeno de desgaste ni habituación.

Así como desde nivel coclear hasta nivel bulbar las frecuencias e intensidades van por impulsos más o menos rápidos por los potenciales de acción de nervio auditivo, a partir del nivel bulbar cambia el tipo de transmisión en las fibras nerviosas, pasando de tipo neurológico periférico a tipo neurológico central.

De los núcleos del bulbo el ventral central es el encargado de seleccionar las frecuencias que se envían las distintas frecuencias por diferentes fibras a partir de este nivel bulbar. En este núcleo ventral central bulbar es el primero que recibe todos los impulsos de las fibras auditivas y según las diferentes características frecuenciales y de intensidad del impulso sonoro, distribuye a los otros núcleos bulbares y hace la transmisión hacia niveles superiores cerebrales.

En el núcleo ventral central auditivo se analizan inconscientemente los impulsos nerviosos sensoriales auditivos. En el además, se amplifican y potencian las frecuencias de mayor intensidad, que se mandan y son las únicas que llegan a la corteza cerebral y se eliminan los impulsos de baja frecuencia y bajas intensidades, que se extinguen a estos niveles como información inconsciente complementaria y no van a llegar al cortex cerebral.

II.3.- Neuronas bulbotalamicas

Trasmiten los mensajes hasta los cuerpos geniculados internos que actúan como centros subcorticales auditivos; identifican de forma subconsciente sensaciones auditivas elementales y sensaciones musicales.

Sus alteraciones o lesiones provocan mala regulación otoneurofonatoria, diploacusia, paracusia pérdida de modulación del habla y falta de reconocimiento de las voces, si es de hombre o mujer, si es conocida o desconocida y características musicales del lenguaje propio y ajeno.

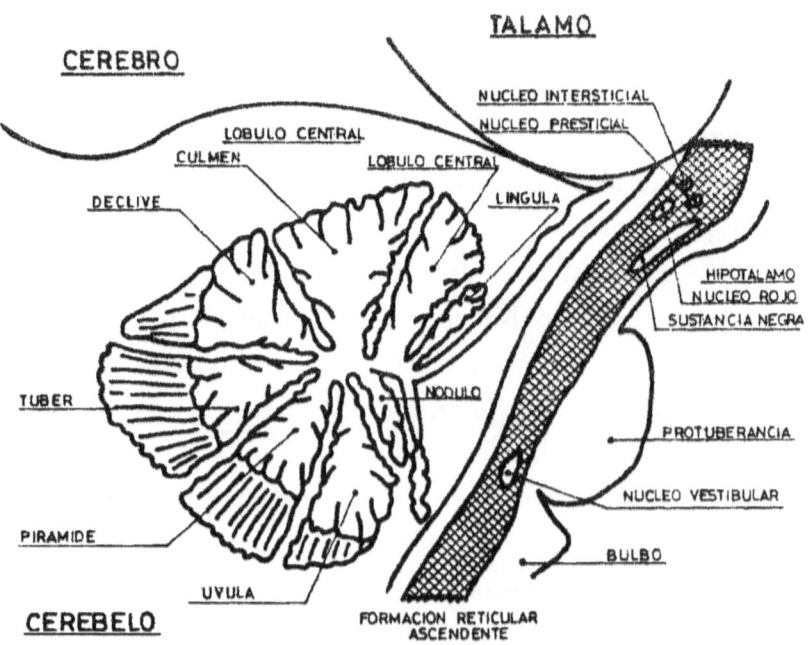

II.4.- Neuronas talamocorticales

A partir de la vía del tálamo hacia la corteza cerebral auditiva el impulso nervioso sonoro se hace audición cada vez más consciente y lo es plenamente en el cortex auditivo.

II.5.- Corteza cerebral auditiva

Las fibras mielínicas aferentes de la vía auditiva llegan y en forma arracimada hacen sinapsis a nivel de la capa 4ª de las grandes pirámides de la corteza cerebral auditiva humana, a nivel del área primaria en el gyrus de Heschl.

Aquí se realiza un análisis e integración del impulso sonoro; se remite al área de interpretación auditiva secundaria, que se extiende alrededor del área primaria y por otra parte es trasmitida al área interpretativa tercera de la audición, que se encuentra más anterior y alejada de las anteriores, que tiene un funcionamiento autónomo y regulador.

Cuando el impulso nervioso llega a la corteza auditiva cerebral provoca unas modificaciones electrónicas en grupos de neuronas, que se llaman potenciales evocados auditivos y que se registran y se miden en clínica.

A nivel de la corteza cerebral auditiva no existen frecuencias ni intensidades de sonido, sino que hay proyecciones de los movimientos e impulsos de la membrana basilar del órgano de Corti del oído interno.

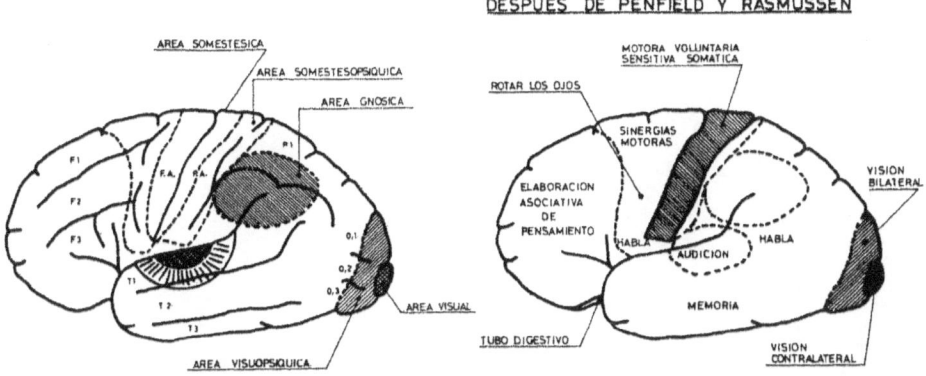

Especialización auditiva	Cortical cerebral	Derecho menor	Modera el habla Modera la escucha Localiza la dirección del sonido Reconoce la voz
		Izquierdo dominante dominante	Elabora el lenguaje Controla la lectura, escritura y y el cálculo Interpretación de diagramas
	Subcortical estrio y tálamo palidal	Derecho	Mejora el humor Lenguaje prolijo Lengua incontrolada
		Izquierdo	Melancolía Irritabilidad Disminución del lenguaje
	Oído	Derecho rector	Controla el lenguaje Identifica el contenido
		Izquierdo musical	Regula el timbre y tono de voz Controla la escucha

III. INTEGRACIÓN AUDITIVA

Conocemos por integración la superposición en un mismo sistema y en un mismo momento de dos fenómenos alejados en el tiempo y en el espacio.

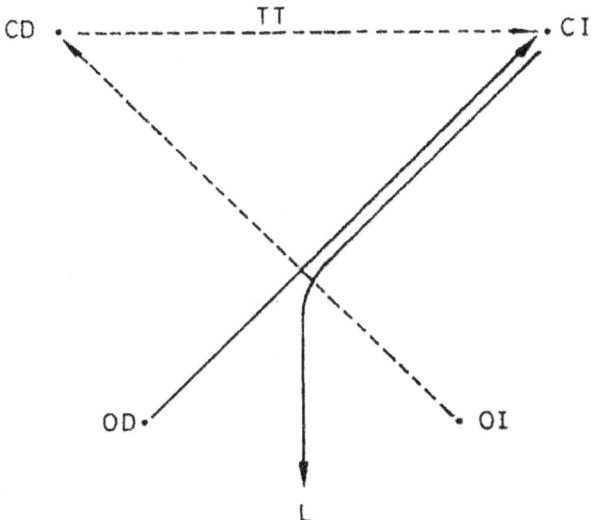

———— Reflejo del oído rector en el sistema otofonatorio del habla

- - - - Reflejo del oído musical más largo en las sílabas cantadas por el TT ó transfert transcerebal

III.1.- Regulación de los órganos periféricos de audición y lenguaje

Permanecen actuales los descubrimientos de la diversidad de funciones en que se especializan los hemisferios del cerebro humano; esta diferenciación no se encuentra en ningún otro animal, ni siquiera en los primates más avanzados.

En la mayoría de los hombres diestros, el hemisferio cerebral izquierdo está relacionado con el oído derecho; este hemisferio izquierdo gobierna la facultad de hablar y otras acciones relacionadas con ella. Así lo hace con las funciones de lectura, escritura, cálculo, comprensión de dibujos e interpretación de diagramas.

Por ello se conoce al hemicerebro izquierdo como *principal* o *dominante* frente al hemisferio cerebral derecho considerado como *mudo* o *menor.*

A partir de julio de 1.976, los investigadores rusos del Instituto Sechenow de Moscú, publican un libro con conceptos revolucionarios y nuevos de este tema, con experiencias sorprendentes, que hacen cambiar las bases neurofisiológicas que teníamos.

Por una parte ponen de relieve la importante misión del hemisferio cerebral derecho relacionada con la orientación en el tiempo y en el espacio, el conocimiento del propio cuerpo, localización e inter relación entre partes del propio cuerpo y además otras facultades relacionadas con la facultad de hablar. Así demuestran como una lesión en el hemisferio cerebral derecho no disminuye la audición, sino que en muchos casos la aumenta la audición y facilita el habla. La audición mejora y se produce un exceso de habla y verborrea.

Por ello, deducen los neurofisiólogos soviéticos, que el hemisferio cerebral derecho tiene una misión moderadora del habla y de la escucha.

Aunque en las lesiones de hemisferio menor derecho, se ven mejoradas las funciones de escucha y habla, aparece el fenómeno de que no son capaces de reconocer si es voz conocida familiar o es voz desconocida; no saben de quien es la voz y desconocen hasta si es voz masculina de hombre o voz femenina de mujer.

De estos conocimientos se deduce que el hemisferio cerebral derecho, además de su función moderadora de audición y lenguaje, tiene una segunda de identificar las formas y musicalidad de la voz oída. El hemisferio derecho, dentro de esta función de reconocimiento de las voces ajenas, tiene la misión reguladora y de corrección de la voz propia; identifica y controla tanto nuestra entonación, como la modulación de la propia voz y sus características. De ello se deduce que el hemisferio derecho menor no es mudo como se pensaba, pero no duplica las funciones del hemisferio mayor izquierdo; realiza las tres funciones de moderación del habla, identifica la voz ajena y modula la propia.

Cuando se lesiona la corteza del hemisferio cerebral menor derecho, el humor se mejora, el carácter se hace más afable y alegre, se cuentan chistes y aparece la llamada *moria* de los posttraumatizados cerebrales. Pero si se estimula con unos electrodos por debajo de la corteza del hemisferio cerebral derecho aparecen reacciones emocionales en sentido contrario de melancolía, tristeza, depresión y gran irritabilidad.

Así es la base de las nuevas teorías lanzadas de que la localización y las especializaciones del cerebro no solo están en la corteza cerebral, sino que hay funciones reguladas por estructuras de núcleos subcorticales, que son responsables de las emociones.

La lateralidad en el ser humano además del oído afecta al predominio preferencial de la mano o del pie.

La mayor diferencia del hombre y los animales vertebrados superiores, está en la dominancia hemisférica con especialización en el lenguaje en un hemisferio y función conductual en el otro.

Solo en el hombre se halla diferenciado para asumir cada una de estas funciones en un hemisferio cerebral. En los antropoides más avanzados cada hemisferio cerebral, funciona como el hemisferio cerebral derecho del hombre. Es decir, el resultado de las manifestaciones provocadas en uno de los dos hemisferios cerebrales del mono, son similares a los síntomas de las lesiones del hemisferio cerebral derecho del hombre.

Las vías neurológicas que van al cerebro humano y el mismo cerebro presenta asimetrías de constitución, diferentes en ambos hemisferios. En el cerebro humano, si bien existen zonas sensitivas y sensoriales específicas para cada estímulo, todo el hemicerebro responde todo al unísono. Existe una relación de asociación sináptica entre todas las zonas de un mismo hemisferio cerebral. En el hombre se recogen mayores potenciales electrónicos en el hemisferio cerebral izquierdo, lo que indica que está más desarrollado que el hemisferio derecho.

En nuestro cerebro, se encuentran muy desarrolladas y son más abundantes las fibras interhemisféricas de asociación que en las demás especies. Se conocen con el nombre de fibras del *transfert transcerebral*. Las lesiones del hemisferio cerebral izquierdo en el hombre provocan una total interferencia de la actividad verbal, pero no modifican las funciones cognoscitivas o perceptivas no verbales, como lo hacen lesiones semejantes del hemisferio cerebral derecho, sobre todo cuando afectan al lóbulo temporal.

Las lesiones del lóbulo temporal del hemisferio cerebral derecho, originan trastornos de la articulación de la palabra, alteración de la actividad literaria, tartamudez, dificultad para encontrar la palabra adecuada y dificultades para aprender materias lingüísticas o idiomas. Estas funciones relacionadas con el habla parecen encomendadas al hemisferio cerebral menor derecho, antes denominado mudo.

La lateralidad de funciones no aparece cristalizada desde el nacimiento, sino que es adquirida y se va estableciendo en la vida por diversos reflejos de especialización nerviosa, de manera principal por impulsos auditivos, enviados desde los oídos, primeros sentidos que se vuelven sensibles.

Las fibras asociativas del *transfert transcerebral* en el cuerpo calloso interhemisférico no son necesarias para aprender el habla y llegan a adquirir el lenguaje con la primera articulación del habla, como se demuestra en las agenesias de los chicos que nacen sin ellas.

En los niños que no tienen las fibras interhemisféricas cerebrales mielinizadas y bien diferenciadas, es imposible conseguir la lateralización de especialización del tejido neural y funciona cada hemisferio como un cerebro; como no están lateralizados los hemisferios funcionan como con dos cerebros. No pueden conseguir la segunda articulación del habla de lo que se dice y lo que se quiere decir, ni la tercera articulación del lenguaje. Los niños que poseen buen *transfert transcerebral* mielinizado adquieren una buena lateralización por el reflejo superior humano otoneurofonatorio del lenguaje oral y lectoescrito.

La fonación y la audición están unidas de forma tan íntima, que no existe la primera si no es por la segunda, a no ser por una reeducación logopédica. Ejemplo típico es la sordomudez. Así, el niño que nace sordo, es mudo; no va a desarrollar de manera espontánea el lenguaje; tiene que ser demutizado por la rehabilitación otoneurofonatoria, para llegar a adquirir el habla. La excepción que confirma esta regla es la audiomudez. En menor escala, tenemos los trastornos fonatorios y lingüísticos de origen en alteraciones del sistema auditivo.

El niño habla porque oye, y por la imitación consigue un desarrollo paulatino del reflejo superior humano neurofisiológico de vía larga otoneurofonatorio.

El reflejo otoneurofonatorio del habla, empieza por la información del sistema auditivo para la adquisición de conceptos y formación del lenguaje interior; la respuesta eferente del reflejo se lleva a cabo por el sistema fonatorio y del habla.

Las alteraciones de las partes del reflejo otoneurofonatorio en su recepción por el sistema auditivo, las enfermedades psiconeurológicas y los trastornos de los centros y vías de los efectores de la voz y del habla, repercuten en el resultado de la respuesta del reflejo, con una mala fonación y alteraciones del habla.

La audición y por otra parte la fonación y el habla, son los extremos del reflejo otoneurofonatorio que no pueden separarse porque integran una unidad funcional interrrelacionada. La separación de la dependencia entre estos extremos y los desajustes de la regulación de la fonación por la audición conduce a trastornos del ritmo y del timbre de la voz y del habla.

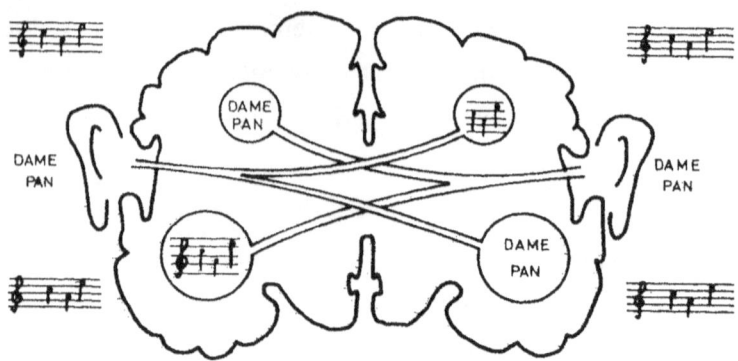

III.1.A.- Lateralidad auditiva

El hecho comprobado de una mayor rapidez de transmisión del sonido de la voz hacia los centros de un hemisferio por un sistema auditivo más que por el otro, hace que las ondas sonoras busquen de forma predominante, por el camino más fácil y rápido desde el oído de un lado llamado el *oído rector*.

Dentro del fenómeno de ahorro neurológico y especialización de funciones neurosensoriales, se desarrolla en el hombre la *lateralidad de funciones auditivas* con diferenciación de un oído director o rector, especializado en la integración informativa de la audición de voz ajena y propia, habla, cálculo e interpretación de diagramas. La *lateralidad auditiva* neurosensorial, es típica solo del hombre; no la encontramos en ningún animal, ni aún en los monos más superiores.

El sistema de la visión no está preparado biológicamente en el hombre para la lateralidad de las funciones del ojo, parque en sus vías nerviosas no hay asimetría en el cruce, realizándose la decusación del 50 % de las fibras visuales en el quiasma óptico para ir a parar la mitad de las fibras a cada hemisferio. Desde el punto de vista biológico natural, no está preparadas las vías visuales para la lateralización y especialidad neurovisual de funciones.

El aparato auditivo humano está biológicamente preparado para que se establezca la lateralidad de funciones, pues sus vías cruzan el 80 % de sus fibras al hemicerebro opuesto. Así, las fibras del oído derecho van al hemicerebro izquierdo y las fibras del oído izquierdo terminan en los centros del hemicerebro derecho, de forma predominante.

III.1.B.- El oído rector

A partir del quinto mes de embarazo, por impulsos repetidos del roce del oído del feto sobre la pelvis de la madre, se vuelve sensible primero un oído.

Este oído y su vía nerviosa que asciende al cerebro, queda toda la vida con una mayor facilidad y rapidez para trasmitir la información sonora de la voz y del habla; es *el oído rector* que empieza pronto a trasmitir impulsos nerviosos por las vías auditivas, hacia grupos neuronales del hemisferio cerebral del lado opuesto, haciendo que se diferencien y especialicen estos grupos neuronales del sistema nervioso central en las primeras áreas de audición y lenguaje. Coincide casi siempre con el lado dominante de la lateralidad general de brazo y pierna; es opuesto a la dominancia cerebral. Es el derecho en los diestros, que utilizan con predominio la mano derecha para usar el pañuelo, la cuchara para comer o las llaves de casa o del coche.

Está encargado de captar, informar y analizar los fondos; se le llama **oído del poeta**, porque informa y regula todas las funciones relacionadas con el habla, lectura, escritura, literatura, cálculo e interpretación de diagramas y organigramas. La normalidad es que el oído rector sea el derecho en los diestros y el oído izquierdo en los zurdos. Sin embargo existen casos de excepción o que no son normales, en que el oído rector sea el derecho o izquierdo en los ambidiestros y es lo que se llama una mala diferenciación de la lateralidad.

En algunos otros casos sucede que el oído rector sea el izquierdo en los diestros; acontece en algunos chicos con enfermedades neurológicas o accidentes, por los que no desarrollan el hemisferio izquierdo cerebral si no el derecho y es lo que se denomina *lateralidad cruzada*.

III.1.C.- Localización del oído rector

La localización del oído rector se demuestra con el *Delayeed spech feed back o eco verbal sonoro*.

Es un aparato de una cinta magnetofónica con micrófono y auriculares de autoescucha, que en vez de llevar juntos en una misma pieza, el cabezal grabador y el cabezal reproductor, están en dos piezas separadas; la separación podemos regularla por una regleta micrométrica, que puede mover las cabezas grabadora y reproductora, para separalas o juntarlas.

En 1964, el efecto Lee comprobó que desplazando las cabezas hacia su separación de la autoescucha de la misma voz emitida, cuando se llega a la longitud de la sílaba que en español tiene una selectividad auditiva de 13 a 14 milisegundos, ocasiona alteraciones de la voz y sobre todo del ritmo del habla provocando tartamudez experimental.

Si proseguimos este experimento en el oído rector, podemos seguir provocando perturbación del habla, con un claro fenómeno de regresión lingüística y llegar al balbuceo. A este fenómeno se denomina *efecto Lee*, en honor a su descubridor.

Repitiendo el experimento en los dos oídos y como en la neurobiología, lo que primero se adquiere es lo último que se pierde, podemos comprobar una mayor resistencia en tiempo al introducir el retraso de autoescucha en el oído rector.

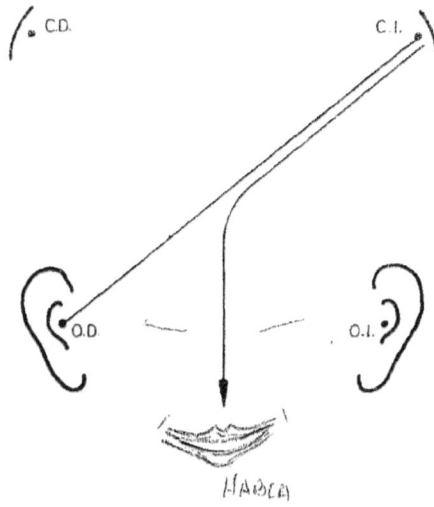

CIRCUITO PREFERENCIAL DEL LENGUAJE EN LA LATERALIDAD DEL HOMBRE.
DIFERENCIACION DE FUNCIONES CEREBRALES POR LA AUDICION.

III.1.D.- El oído musical

La misión del otro oído que no es el rector es la recogida de la información otoneurológica para que podamos realizar el análisis de las formas. Además colabora informando de nuestro cuerpo, posición y postura, desde el sistema otovestibular, para mantener y corregir el equilibrio.

Está encargado con todas las funciones de análisis e información relacionadas con la captación de la musicalidad de los tonos de la voz, habla y lenguaje de una manera correcta, orientación temporoespacial y la relacionada con las artes, formas y colores de pintura, escultura, arquitectura, etc.; por ello recibe el nombre del *oído del artista.*

El *oído musical* recoge, analiza las formas y está encargado de regular la s características de la voz del canto y la musicalidad en el habla.

Nosotros realizamos un estudio de investigación audiométrica en cantantes, en personas con *buen o mal oído musical* y en sujetos con *buena o mala voz musical para cantar*.

Reconocemos que tiene un *buen oído musical* cuando la persona es capaz de darse cuenta cuando entonaban bien ella o los demás.

Se dice que uno tiene un *mal oído musical* si no se entera que desentona, y no distingue los fallos de mala entonación suyas o de los otros.

En los cantantes se localiza y demuestra con un sencillo aparato, que consiste en un micrófono, un procesador amplificador y unos auriculares con un conmutador con una llave que actúa de interruptor y cierra el paso de sonido a un auricular o al otro. Con este aparato se pudo comprobar el oído musical en los cantantes, operando de la forma siguiente:

Si el cantante controla su voz con el paso de sonido a los dos auriculares emite y canta normal. Si se mantiene el paso de autoescucha de su voz al oído musical y se cierra el paso al oído rector, sigue emitiendo y cantando normal. Si se corta el paso de sonido vocal y se tapa la autoescucha en el oído musical, el canto pierde ritmo, se endentece, pierde armonía, desafina, le salen *gallos*, cambia el timbre, se enronquece y su voz pierde mordiente, ataca con grito y estridencia y se empasta y blanquea la voz.

Si además de cortar el paso de autoescucha, se tapa y enmascara el oído musical con un ruido blanco, se provocan alteraciones semejantes, pero más rápidamente; empiezan los fallos y distorsiones en la emisión de voz cantada, aparecen antes y en menor tiempo, cuanto más intenso es el enmascaramiento en decibelios, con ruido en el oído musical.

Hemos comprobado unos hechos constantes haciendo audiometrías en el oído musical, a los músicos y cantantes, así como a sujetos que no entonan bien. En los melómanos, cantores y personas que entonan bien, en la audiometría presentan una línea continua, de abajo hacia arriba desde los tonos 500, 1.000, 1.500 a 2.000 hertzios o ciclos de vibraciones dobles por segundo, con un desnivel ascendente de 5 a 20 decibelios. Tienen un *buen oído musical*. En otros casos la línea de la audición se desarticula y es ascendente del 500 hertzios hasta el 1.000 hertzios y es descendente desde el tono 1.000 al 2.000 hertzios; se trata de personas de las se afirma que tienen *buen oído musical* y se dan cuenta si desentonan o no, pero tiene lo que se llama *mala voz* y *desentona* al cantar.

Al conocer la audición del oído musical en el audiograma de algunas personas, comprobamos que la línea cae desde la frecuencia 500 a 1.000 hertzios y es ascendente desde 1.000 a 2.000 hertzios; se trata de algunos sujetos que tienen perdido el oído musical; no saben si se desentona o no, pero ellos cantan afinado.

En los casos en que la persona presenta una línea descendente de las frecuencias 500 hertzios a la 1.000 y a la 2.000 hertzios, en la audiometría del oído musical, es el auténtico desastre musical; no tiene oído musical y no es capaz de distinguir si se afina o desafina, no tiene buena voz y no es capaz de entonar ni cantar bien.

En todos los casos, tanto de audición normal como de sordera, siempre que la línea auditiva sea ascendente, son buenas condiciones y buen oído musical, aún con sordera y línea baja de pérdidas auditivas. Siempre que la línea auditiva sea descendente entre 500 a 2000 hertzios en oído musical aun sin hipoacusia, se trata de unas malas condiciones para la música y el canto.

Según los resultados de nuestra investigación del oído musical podemos desmembrarle en dos partes: *oído musical receptivo* y *oído musical receptivo*. El control audiométrico de este oído musical en los cantantes, nos ha llevado a conocer a sorderas, con escotomas auditivos importantes en los tonos en los que emiten y frecuencias más agudas, cuando han cantado y abusado de altas emisiones de 95 a 105 decibelios, emitidos a muy poca distancia del oído.

Se crean auténticos escotomas en al campo sonoverbal auditivo, que nos hace hablar de una auténtica *sordera profesional del cantante*, con una línea con gancho y caída máxima hasta el tono 4.000 hertzios.

Esta sordera parece ser la provocada por el desgaste de las frecuencias tonales por la propia voz del cantante, emitida muy fuerte a pocos centímetros del caracol y del sistema auditivo.

Las consecuencias de esta sordera de los cantantes son importantes, ya que el escotoma en V de los tonos agudos al tono 4.000 hertzios, va a provocar repercusiones severas de lagunas en la voz.

Estas son disfunciones funcionales con modificaciones en la emisión y espectro de voz del canto, están ligadas a la alteración auditiva del oído musical, más que a una lesión aparente de las cuerdas vocales.

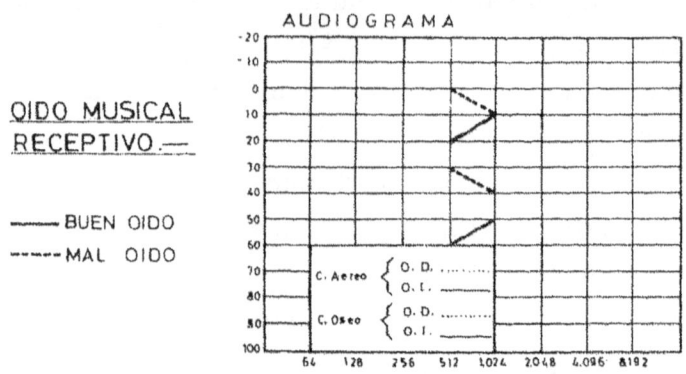

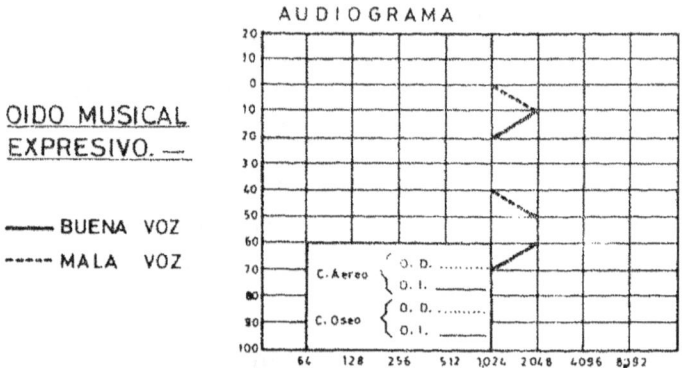

III.2.- Selectividad auditiva

Sabemos que una persona es capaz de hablar todo lo que oye, pero no es capaz de emitir lo que no oye. El sujeto habla lo que oye, pero por lo general, no habla todo lo que es capaz de oír. Emite en un campo más estrecho dentro de lo que escucha y es a lo que se denomina *selectividad auditiva*.

Esta facultad de diferencia de campo emisor a campo auditivo, condiciona que el oído pueda percibir una mayor o menor diferencia de recepción sonora de voz. La facultad de percibir la más mínima diferencia de frecuencias consecutivas en el campo auditivo, es la manifestación de la selectividad auditiva.

Para demostrarlo, se realiza autoescucha con un paso de los sonidos vocales con un filtraje de graves y agudos, comprobando que la selectividad auditiva varía según las frecuencias, en el mismo individuo. La selectividad auditiva es máxima en una frecuencia y desciende en otras hasta no ser específica en algunas otras del resto del campo auditivo. Hay bandas de frecuencias de voz de selectividad auditiva que son específicas de cada una de las razas y de la lengua madre en que se ha formado el chico.

Dentro del campo auditivo, la selectividad auditiva hay unas muy profundas y estrechos, que suelen corresponder a las lenguas más desarrolladas; otros campos no son tan estrechos pero son muy profundos y corresponden a las lenguas menos evolucionadas y menos diferenciadas.

El oído de los latinos es muy estrecho en selectividad auditiva; así en el oído italiano la selectividad está entre 2.000 y 4.000 ciclos por segundo; el oído español está entre 1.500 a 3.000 hertzios; en el oído francés de 1.000 a 2.000 hertzios, por la nasalidad de algunas consonantes n y m.

La mayor amplitud de selectividad auditiva y no muy profunda corresponde al ruso, al vasco y al japonés, con una gran extensión de selectividad desde 500 hasta 4.000 hertzios o ciclos por segundo.

Por ello, las personas que tienen de lengua madre estos idiomas ruso, vasco o japonés, aprenden con facilidad otros idiomas cuya selectividad auditiva está dentro del campo auditivo de la lengua madre de estas personas.

Considerando que la selectividad del lenguaje español cae dentro de la selectividad del vasco, siempre le será más fácil aprender español a un vasco, que aprender el vasco a un español.

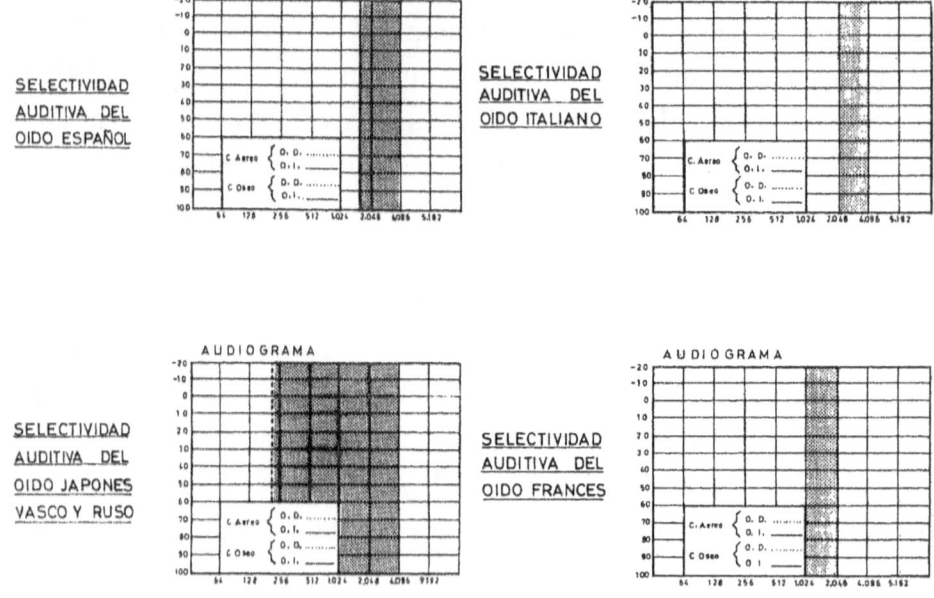

III.3.- Reflejo del oído rector y del oído musical

Desde el oído rector derecho o de los fondos, se envían impulsos y por el cruce del 80 % de las fibras auditivas hace que se diferencien una serie de neuronas en el hemisferio izquierdo del cerebro, correspondientes a los centros de audición e interpretativos de lenguaje, lectura escritura interpretación de diagramas y cálculo.

Estos centros están cerca y relacionados con los centros emisores del lenguaje y respuesta lingüística eferente otoneurofonatoria; estos centros que Broca descubrió hace 150 años, asientan en el hemisferio cerebral izquierdo del lenguaje, por eso denominado "hemicerebro del poeta".

El oído musical izquierdo en los diestros, envía sus impulsos al hemicerebro derecho, llamado *hemisferio cerebral del artista*, cruzándose el 80 % de sus fibras. Desde el oído musical y de las formas, se envían impulsos hacia el hemisferio cerebral derecho, por el cruce del 80 % de sus fibras. Forman unidad funcional el oído izquierdo con el hemicerebro derecho, para la música, escultura, pintura y todas las artes.

III.4.- Lateralidad auditiva en los hemisferios cerebrales

Cada hemisferio independiente, puede realizar su aprendizaje por separado.

En la lateralización se diferencia más el hemisferio izquierdo por desarrollo del hombre; se especializa en lenguaje e ideas literarias.

La vida es posible con los dos hemisferios cerebrales separados. Se han realizado intervenciones quirúrgicas, en chicos que presentan un foco epiléptico localizado en un hemisferio, para evitar que progrese y pase la epilepsia al otro hemicerebro, se seccionan en la línea media las fibras interhemisféricas de asociación del denominado *transfert transcerebral*. A partir de este momento los dos hemisferios funcionan por separado; se ha llegado a saber que al funcionar por separado el chico no pierde el habla y es posible que el hemisferio cerebral izquierdo aprenda a leer, aunque falta el relacionar las ideas.

Si bien en la vía auditivafonatoria y en los reflejos de sensibilidad sensorial y respuesta motora, hay un cruzamiento del 80% de las fibras en las vías nerviosas, en los ojos se da una situación especial pues no están preparados para lateralizarse y sus fibras ópticas se cruzan el 50 %.

En la vía óptica, el 50 % de ellas o las fibras directas van al polo nasal y el otro 50 % de las fibras cruzadas van al polo temporal externo del otro hemisferio. No están preparadas de forma natural las aferencias visuales para lograr una lateralidad y especialización de funciones en uno y otro ojo. Al sobreponerse los impulsos de ambos ojos en los hemisferios, provocan una imagen de relieve y en tres dimensiones, con conceptos de diferencias de espacio en el tiempo.

Podemos considerar la vista como el sistema por donde al aparato vestibular del oído interno se asoma al exterior y contacta con el mundo circundante para captación de información espaciotemporal de puntos de referencia y permite mantener al aparato vestibular, enviar la información para mantener una orientación y equilibrio de forma inconsciente, el conocimiento útil de la corporalidad en cada momento, por ejemplo, como se encuentra mi mano o mi pierna en el espacio y en el tiempo.

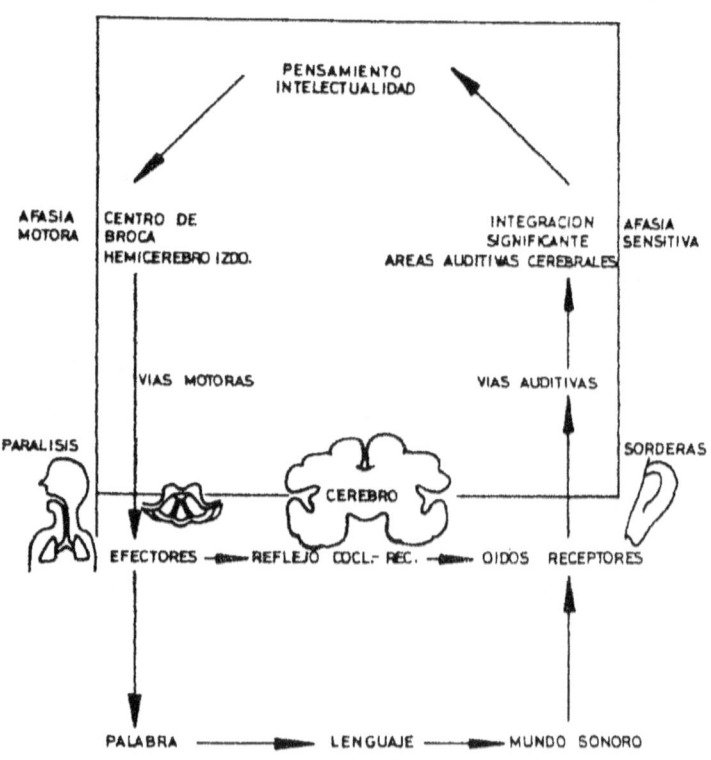

IV. FONACIÓN

La fonación no es función vital humana por lo que no tiene sistema orgánico propio. Dos elementos necesarios: una fuente de energía como es el soplo de aire por los pulmones y un aparato vibrador que es la laringe. El habla se modula por una serie de cavidades de los tractos supraglóticos modificadas por los articuladores, que son responsables del timbre de voz.

La medida del aire exhalado por el pulmón para la producción de voz y habla nosotros la determinamos por es sistema inglés de estudio neumológico de vitalografía dinámica. En ella, examinamos los parámetros de los grafoelementos de la capacidad vital o CV, el volumen espiratorio máximo en un segundo o VEMS, índice de Tiffenau debe ser más del 70%, capacidad de bronquios gruesos hasta sexta división bronquial o $FEF_{200-1200}$ y bronquios finos a partir de la sexta división bronquial o FMV, expresados en litros por minuto. Comparamos las medidas en cada caso, con los valores teóricos normales de varias tablas y obtener los resultados en cada paciente estudiado.

La mecánica respiratoria está compuesta de dos movimientos: la inspiración y la espiración. La inspiración es la fase activa de la respiración para la carga de aire al interior de los pulmones, que además se retraen dentro de la cavidad torácica cuando queremos provocar la inspiración forzada.

En la ventilación inconsciente respiratoria, la espiración es una fase pasiva. La espiración forzada se lleva a cabo de forma consciente regulada.

La emisión verbal por el habla se produce en la laringe con una espiración de aire pulmonar que por repetición se hace refleja. Tenemos que considerar los movimientos de los costados laterales de la respiración, con elevación y caída del esternón y de las costillas. Su acción con los músculos intercostales produce la respiración torácica y supraclavicular. El diafragma por sus contracciones, es el músculo más importante para la inspiración y para la tos, pero no demasiado relevante en la espiración; solo para la fonación con soplo pulmonar costoabdominal. Los músculos de las paredes abdominales son responsables de la prensa abdominal; actúan sobre los órganos que contienen en su interior y de forma indirecta sobre la espiración fonatoria.

IV.1.- Mecanismo respiratorio de la fonación

La respiración modifica su ritmo en la fonación, para adaptarse a la necesidades de la elocución oral o del canto.

La inspiración tiene la misión de aspirar e inyectar aire para la hematosis, en la columna aérea del aparato respiratorio.

La espiración fonatoria es un fenómeno activo por una regulación consciente del soplo fonatorio, en el que intervienen los músculos abdominales, dorsales y los intercostales.

Se distinguen tres tipos de respiración: la torácica superior, la torácica media y la diafragmática. No tienen relación con el tipo de voz esos tipos de espiración fonatoria. Según el tipo de la espiración para la clase de voz en el habla, puede ser torácica superior costoclavicular, torácica o diafragmática abdominal.

Hay alteraciones de voz y del habla, que a pesar del buen funcionamiento del vibrador laríngeo, están relacionadas con disminución de la fuerza o intensidad del chorro de aire pulmonar.

En realidad las personas con poco fuelle aéreo respiratorio, por mecanismo reflejo intentan hablar con voz fuerte y más alta e intensa que la voz emitida por personas que movilizan cantidades de aire normales en la espiración.

IV.2.- Cuerdas vocales en la fonación

La laringe es el principal elemento para emitir el sonido de la voz, habla. Sin laringe no hay posibilidad de voz, habla ni canto, como sucede en los laringectomizados, si no existiesen los recursos de la reeducación y erigmofonía o ventriloquía, con voz esofágica.

La laringe es el órgano vibrador donde empieza el sonido, con dos funciones: la esencial de respiración y la accesoria no vital de producción de la voz, habla y canto.

Otras funciones accesorias por el cierre glótico de la laringe, permiten además que los alimentos no vayan a vía respiratoria y de la fonación:

- Fijación de la caja torácica con el aire retenido, para los movimientos fuertes de los miembros superiores realizados en apnea.
- Aumento de la presión intra-abdominal para expulsión del vómito defecación y concentrarse en la realización del esfuerzo.
- Mantener una presión intratorácica alta para toser.

La producción de sonido en la laringe se lleva a cabo por el cierre y apertura de la glotis, con múltiples interrupciones de resistencia al paso de la corriente de aire de abajo-arriba. La apertura de la glotis en la inspiración va seguida de un cierre de cuerdas prefonatorio, que aumenta la presión de aire subglótico hasta abrirse de forma brusca y empezar a vibrar las cuerdas vocales en el paso aéreo de la espiración.

La forma y frecuencia de vibración de las cuerdas vocales depende de la presión subglótica, la masa de las cuerdas, de la longitud y tensión de los músculos de las cuerdas vocales y del estado superficial de la mucosa endolaríngea para facilitar las ondulaciones. La relación conjugada de estos factores provoca las diferencias de intensidad y del tono de la voz, canto y habla.

La vibración fonatoria de las cuerdas vocales está mantenida por dos fuerzas que se contraponen: la presión del aire que pasa abriendo la glotis y la fuerza de cierre de los músculos de las propias cuerdas vocales.

IV.3.- Articulación

La articulación y refuerzo del sonido originado en la laringe se realiza en las cavidades anejas de los tractos supraglóticos.

Si colocamos un diapasón sobre una caja de resonancia, resulta que aumentamos y se purifica el sonido. Al imaginar las dos ramas del diapasón son semejantes a las cuerdas vocales y la caja de resonancia las cavidades supraglótica humanas comprendemos mucho mejor la articulación de la voz, habla y canto.

Las cavidades humanas de articulación son cuatro: cavidad faríngea, oral, bucal y nasal cuando se baja el velo del paladar. Dentro de las paredes de los resonadores unas son fijas como: paredes nasales en las coanas, maxilar superior y dientes. Otras paredes de los resonadores son móviles: paredes de faringe, velo del paladar para bloquear el escape nasal de aire, mandíbula, lengua y labios. Son estos factores móviles quienes ponen las cavidades de forma especial, en los llamados *puntos de articulación*.

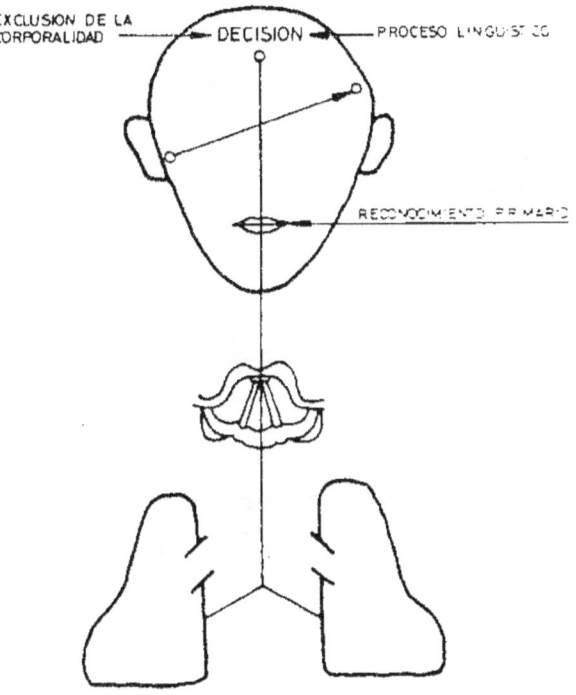

V. EL LENGUAJE

V.1.- Los centros cerebrales del habla

El lenguaje distingue a los animales del hombre. Además éste, puede emitir los sonidos estridentes que aquellos efectúan como señales de alarma y aviso, o movimientos primarios de amor, feroces o instintivos. El hombre se sirve del habla para comunicarse entre sí, con otros animales, que pueden llegar a entenderla y con el mundo que los rodea para exponer y transmitir las ideas de sus pensamientos.

Para la comunicación social por el habla con sus semejantes, el hombre desarrolla el reflejo superior otoneurofonatorio. Existen unos centros diferenciados para adquirir y proporcionar la respuesta con esta función del habla. Cuando se alteran los centros de esta función productora del habla, se originan las afasias y la mudez.

Hace 150 años que BROCA descubre los trastornos del lenguaje que se originan en las lesiones del pie de la tercera circunvolución frontal del hemisferio cerebral izquierdo y TROUSSEAU llama a este cuadro clínico afasia.

En la corteza cerebral del hemisferio cerebral izquierdo de la persona lateralizada como diestro, próxima a la cisura de Silvio, del lóbulo frontal, parietal y temporal aloja la zona del lenguaje que es necesaria para el habla.

Según la clasificación de DEJERINE existen en el hombre tres zonas que albergan los centros de lenguaje en el cerebro humano:

1. Zona de BROCA alojada en el pie de la tercera circunvolución, opérculo frontal y opérculo Rolandico o zonas motoras del habla.
2. Zona de WERNICKE o área temporal y gyrus supramarginalis que está considerada la zona sensitiva y sensorial receptora y emisora del habla.
3. Zona posterior del pliegue curvo. Su lesión provoca agrafia, agnosia digital, acalculia, alexia y falta de información del reflejo otoneurofonatorio por las denominadas ceguera verbal y sordera verbal. Esta zona parece que está relacionada con el aparato vestibular.

V.2.- Vías efectoras de la fonación

No tiene vías propias. Son las mismas que desde los centros cerebrales hasta los órganos motores periféricos van a llevar a cabo el *reflejo de sinergia neumofónico* para la ejecución de la voz, del canto y del habla.

V.3.- El reflejo de sinergia neumofónico

La fonación no es función fisiológica vital en el hombre; no posee un sistema organizado propio para la ejecución de voz y habla. Se realiza por la energía del aparato respiratorio para apoyarse enseguida en el sistema de cruce aerodigestivo, respiratorio y digestivo superiores.

Los órganos que participan en la fonación son:

- Los pulmones,
- La tráquea,
- La laringe,
- La faringe,
- Las cavidades nasales y paranasales,
- Las cavidades orales

De todos estos elementos, hay dos que son indispensables:

1. Una fuente de energía pulmonar.
2. Un elemento vibrátil laríngeo.

Para que se produzca la voz, canto y habla son necesarios que actúen simultáneamente estos dos factores, fónico y vibratorio de ondas sonoras, al mismo tiempo de respiración y trabajo laríngeo, en el llamado *reflejo de sinergia neumofónico*.

El valor de esta sinergia es muy importante no solo para la enfermedad clínica, si no también para las modificaciones funcionales de las características de las cualidades de voz y habla. La *sinergia neumofónica* es el primer reflejo primario con que el niño nos anuncia y comunica su llegada a la vida, con el primer grito del nacimiento. Este reflejo se considera *primario* desde el punto de vista psicológico porque no deriva de ninguna educación. Al ser el reflejo más primitivo adquirido primario es el que más cuesta reeducar para adquirirle cuando se pierde, en los que nacen sin el y no lo tienen, como en la práctica ocurre con los sordomudos.

El asiento de centros de la fonación por el reflejo de sinergia neumofónico está en el diencéfalo subcortical, junto a los demás reflejos primarios de los automatismos humanos, como la masticación, mímica emocional y deglución.

Los reflejos primarios traducen los impulsos instintivos y respuesta de movimientos de aversión, oposición, fuga y se coordinan con otros movimientos asociados. El hecho de que disfonías y trastornos funcionales del habla aparecen en lesiones diencefálicas de estos enfermos nos confirma que los centros fonatorios están a este nivel tálamopalidal del diencéfalo.

Hoy se admite que los núcleos fonatorios en el sistema tálamo-palidal son los mismos núcleos primarios comunes de otros automatismos. Así como han sido encontrados los núcleos fonadores en el sistema tálamo-palidal, cuando no se ha adquirido el reflejo neumofónico natural son primarios desde el nacimiento.

Si se llega a adquirir la diferenciación de estos centros nerviosos por medio de la reeducación y conseguimos un *reflejo de sinergia neumofónico secundario*, en este caso se diferencian los centros fonatorios neuronales en el sistema tálamoestriado. La *patología reflejo de sinergia neumofónico* puede estar provocada por alteración del factor vibratorio, por el factor fónico respiratorio o por el fallo o mal ajuste de ambos factores.

La alteración del factor laríngeo puede ser:

- *Orgánica*: bien de la periferia neuromuscular de las cuerdas vocales o bien central.
- *Funcional* de aspecto clínico:

    o Inversión con abducción completa de las cuerdas en fonación como en las *disfonías funcionales psíquicas*.
    o Adducción momentánea inestable como en las *disfonías funcionales hipotónicas de las emociones*.
    o Adducción espástica hipercinética prolongadas emocionales con hipertonía, con nódulos o úlceras de contacto.

Las alteraciones del reflejo de sinergia neumofónico por el factor respiratorio pueden ser orgánicas o funcionales. Las enfermedades orgánicas de los pulmones, del corazón, de la caja torácica, del diafragma y de otros órganos que alteran la mecánica respiratoria modifican e impiden una buena realización del reflejo de sinergia neumofónico.

Las *alteraciones funcionales del sistema respiratorio* sin lesión anatómica y falta de sincronismo entre sus componentes, pueden modificar el reflejo de sinergia neumofónico y provocan los cuadros clínicos de fonación con presentación

- Inversión total, como hablan los habitantes de la Tierra de Fuego y algunas zonas de Africa, que realizan la fonación en la fase inspiratoria de la respiración por un mal reflejo neumofónico adquirido.

- Soplo incoordinando en la espiración fonatoria con cantidades de aire no proporcionadas a la emisión, es frecuente en cantantes con mala técnica vocal.
- Soplo insuficiente como ocurre en la gente que espira casi todo el aire antes de empezar a hablar.
- Hipocinesia funcional del diafragma en disfónicos que utilizan una respiración costo-clavicular o se obliga al final de la emisión a cerrar la glotis por un soplo insuficiente, como ocurre en las presbifonías.
- La hipercinesia funcional inútil como ocurre en las disfonías de los pacientes que utilizan un soplo pulmonar muy exagerado para emisión de frases cortas.
- Espiración no proporcional como sucede en los sujetos que atacan con un soplo exagerado al principio de la frase y va disminuyendo hacia el final, o de forma inversa, comienzan la frase con poco soplo y se incrementa y agudiza mucho la voz hacia el final.
- Espiración paradójica, en los disfónicos que en la espiración bajan su diafragma.

En la exploración de los pacientes encontramos en nuestro trabajo que en un 75 % de estos disfónicos la alteración es mayor del factor laríngeo y el 25% es mayor del factor respiratorio, pero en todos los casos están alterados ambos factores fónicos de vibración y respiración.

Hay una unión asociativa del reflejo de sinergia neumofónica con el ritmo del habla en la elocución verbal. La principal fuente de energía para la producción de la voz es el aire proveniente de los pulmones, que es movilizado en el sistema respiratorio.

Los pulmones aportan la energía en una columna de corriente de aire espiratorio al órgano laríngeo, que es esencial para hacer vibrar las cuerdas vocales.

El sistema vibratorio y ondulaciones de las cuerdas vocales y tractos supralaríngeos de la fonación transforman la corriente de aire del pulmón en sonidos de voz, habla y canto.

La sincronización perfecta de la actuación simultánea de

- la produción de la energía aérea pulmonar,
- la vibración ondulatoria de las cuerdas vocales y
- la modulación articuladora de los sonidos laríngeos por los tractos supralaríngeos, que adoptan unas posiciones determinadas llamadas puntos de articulación,

todas estas acciones sincronizadas forman el reflejo de sinergia neumofónico productor de la voz, del habla y del canto.

Las múltiples interrupciones de la corriente aérea por el trabajo vibratorio de las cuerdas vocales constituyen una parte esencial del reflejo de sinergia neumofónico, provocando los sonidos de la denominada *frecuencia fundamental de la voz*, para emisión de las vocales. Además todos los estrechamientos supralaríngeos del tracto vocal, son capaces de producir turbulencias de la corriente aérea de la voz, dando lugar a los sonidos fricativos llamados *armónicos o formantes de la voz*, esenciales para la articulación de las consonantes.

Se puede provocar la interrupción brusca de la corriente aérea, con bloqueo del cierre glótico por las cuerdas vocales; estas interrupciones originan unos ruidos explosivos y así se articulan en las vocales oclusivas.

Desde el punto de vista fisiológico, el reflejo de sinergia neumofónico para la articulación de la voz, consiste en la acción simultánea de una fuente de energía pulmonar, elementos vibrátiles y de un sistema de válvulas y filtros supralaríngeos articuladores.

El sistema fonatorio del reflejo de sinergia neumofónico, se viene dividiendo en tres partes:

- Espiración del aparato respiratorio que aporta la energía necesaria para la produción sonora de las diversas intensidades para emisión de la voz.

- La hendidura glótica entre las cuerdas vocales de la laringe que determina la altura frecuencial del sonido.
- Las cavidades de resonancia y los articuladores de los tractos supralaríngeos, con la misión de engendrar el tono de la voz.

V.4.- Fisiología del fuelle pulmonar

La fuerza de la columna de aire espirado por el fuelle pulmonar es la responsable de que se produzca el sonido laríngeo de la voz y luego de que se trasmita al aire exterior. En ausencia del paso de la corriente de aire, el individuo no puede crear sonido para constituir la voz fuerte, canto ni habla.

La existencia de un volumen y una presión suficiente de aire espiratorio, son indispensables para la produción de un sonido intenso. Por ello, los individuos que presentan alteraciones respiratorias deficientes, presentan una voz débil, con falta de intensidad.

V.5.- Medida de la ventilación pulmonar por vitalografía dinámica

Toda variación respiratoria por movimiento torácico se refleja en movimientos gráficos en la pantalla del ordenador y se pueden objetivar e imprimir.

El volumen de aire movilizado en un ciclo ventilatorio de la respiración normal se llama volumen corriente. La cantidad de aire penetra a las vías respiratorias, la medimos cuando se expulsa en la espiración que sigue para llegar a la situación de partida de reposo respiratorio.

Si le pedimos al sujeto que inspire al máximo la caja torácica cogiendo lo mayor cantidad posible de aire y luego medimos al expulsarlo al máximo, en una espiración forzada, obtenemos la *capacidad vital*; está integrada por el volumen del aire corriente, el volumen de reserva inspiratorio y el volumen de reserva espiratoria. Consideramos importante la medida del *volumen máximo espiratorio en el primer segundo*, de los seis que dura la prueba.

La relación del volumen máximo espirado en el primer segundo a la capacidad vital, nos da el *porcentaje del índice de Tiffenau*, para diferenciar los problemas obstructivos, de los problemas restrictivos y los enfisemas funcionales.

El valor de **FEF**$_{200-1.200}$, se obtiene uniendo los puntos de intersección de la gráfica espirométrica con las líneas de 200cc. Y 1.200 cc.; puesta la plantilla sobre esta línea, nos da el volumen de aire ventilado por la *espiración de los bronquios gruesos* en litros por minuto y litros por segundo; así podemos conocer el estado de los bronquios gruesos -considerando bronquios gruesos los situados desde la tráquea hasta la sexta división bronquial-.

El **FMV** se obtiene uniendo los puntos del 25 % y del 75 % de la línea espirográfica; al llevar la plantilla sobre esta línea, nos da el estado y la gráfica espirométrica en litros por minuto y litros por segundo el volumen de *aire ventilado por los considerados bronquios finos* a partir de la sexta división dicotómica bronquial hasta los bronquiolos del pulmón.

Con estos parámetros de capacidad vital, volumen espiratorio máximo en el primer segundo, indice de Tiffennau, bronquios gruesos y bronquios finos podemos conocer la dinámica respiratoria llevando los resultados sobre las tablas de normalidad por edad, sexo, altura, peso y superficie corporal.

V.6.- Mecánica de la dinámica respiratoria

Estudiamos primero la dinámica respiratoria normal, importante función vital, asegurada por los movimientos de inspiración penetrando aire a los pulmones, en los que se produce el intercambio gaseoso que asegura la oxigenación tisular necesaria para la vida; va seguido de un movimiento de espiración que es útil para la emisión de voz y habla.

V.6.A.- Inspiración

La inspiración es fase activa de la respiración. Por los músculos inspiratorios y el diafragma se expande la caja torácica para la absorber el aire respiratorio. El volumen del contenido de la caja torácica se incrementa porque aumentan los tres diámetros. El pulmón se dilata por su elasticidad y la cavidad entre las dos hojas visceral y parietal de la pleura llega a ser virtual y desaparece.

Esta presión negativa interpleural se transmite al pulmón y se crea una presión negativa intra-allveolar en los alveolos pulmonares, al mismo tiempo que lleva a cabo una dilatación pulmonar. La expansión torácica inspiratoria determina una dilatación pulmonar, y simultánea a ella se provoca una presión negativa intraalveolar, haciendo aspirar aire que se inyecta en los alveolos y es la llamada movilización gaseosa inspiratoria.

V.6.B.- Espiración

En la ventilación normal la espiración es una fase pasiva de la respiración, importante para conseguir la voz y el habla. Con el cese de la contracción de los músculos inspiradores, se pone en marcha la liberación de la energía elástica del tórax deformado lleno de aire, para volver al estado inicial de reposo preinspiratorio.

Por la espiración, el pulmón vuelve a ser similar al anterior de la inspiración y se realizan unos procesos contrarios a ella. Hay una sobrepresión alveolar que provoca la expulsión de una cantidad del aire pulmonar igual a la que penetró en la inspiración.

Por el contrario la espiración forzada es un proceso activo. Además actúa la contracción voluntaria de los músculos espiratorios; se eleva la tensión pleural, trasmitiéndose una mayor presión alveolar al pulmón y se refuerza la espiración del aire, con un volumen más de gas suplementario. La penetración de aire en la cavidad interpleural origina el llamado neumotorax, con la retracción del pulmón, por la que deja de participar en los movimientos respiratorios de ventilación.

V.6.C.- Movimientos laterales de la inspiración

Hay movimientos dilatadores laterales de las paredes de la caja torácica, desplazándose hacia los lados las costillas del tórax en la inspiración. Estos movimientos hacia los lados, coinciden de una ascensión del externón; hay una dilatación de los diámetros trasversal y anteroposterior del tórax en las inspiraciones. En estos movimientos de dilataciones laterales de la parrilla costal se llega a retorcer, provocando en la inspiración una energía, tal como ocurre con las barras de torsión. Esta respiración torácica exige el doble juego simultáneo de unas costillas con otras, respondiendo toda la parrilla costal al unísono; por otra parte, los movimientos laterales de la inspiración se realizan por la energía liberada de la torsión de los cartílagos costales y de los músculos respiratorios.

Los problemas respiratorios del pulmón con el deterioro de los movimientos laterales de inspiración en el enfisema y la rigidez de las paredes torácicas en la escoliosis de columna vertebral disminuyen estos movimientos costales de forma irreversible.

Al ser irreversible la falta de movimientos de dilatación torácica en el enfisema y la escoliosis, la rehabilitación en estos casos, se realiza una compensación a la falta de función respiratoria, trabajando los músculos abdominodiafragmáticos, para restablecer una buena función respiratoria.

V.6.D.- Diafragma

El diafragma es el principal músculo respiratorio. Podemos considerarlo un músculo esencialmente inspiratorio. Si bien se puede controlar la frecuencia y profundidad respiratoria, el diafragma es un músculo involuntario. Sus mayores o menores excursiones respiratorias están reguladas por el reflejo respiratorio de Hering-Breuer. Los impulsos de las vesículas alveolares en las terminaciones nerviosas del pulmón están reguladas por los centros respiratorios del sistema nervioso central; van a mandar por el nervio frénico información de las excursiones respiratorias del diafragma.

También son remitidas a los centros de la mecánica respiratoria, información de oxigenación y contenido de anhídrido carbónico de la hematosis, desde los receptores periféricos.

La contracción del músculo diafragmático desencadena un descenso de la cúpula diafragmática, que con frecuencia se acompaña con un ensanchamiento de la base del tórax.

El examen de los movimientos diafragmáticos respiratorios se hace por radioscopia y radiodiagnóstico de forma clara.

Cuando desciende la cúpula diafragmática las vísceras abdominales se rechazan hacia abajo y en este momento coincide con que las paredes musculares del abdomen se relajan.

V.6.E.- Otros músculos que intervienen en la fonación

Es importante que los músculos espiratorios que más intervienen para la producción fonética de la palabra sean los músculos abdominales. Estos músculos, son los espiradores más accesibles para su masaje y manipulación; siempre se recurre a ellos en primer término, para la reeducación fonatoria.

La contracción de los músculos espiratorios abdominales crea una presión positiva en el abdomen y empuja el contenido intraabdominal hacia arriba al tórax; presiona el diafragma con un efecto de pistón, que vacía los pulmones de aire.

Hay que tener en cuenta para la reeducación respiratoria en la fonación que así como en la respiración normal la inspiración es activa y la espiración es pasiva, en la fonación la espiración es activa de los músculos espiratorios y la inspiración es más pasiva, actuando por la fuerza elástica del pulmón, la fuerza de torsión de los cartílagos costales y la gravedad.

La intensidad de contracción de los músculos abdominales, crece cuando aumenta la movilidad de los movimientos respiratorios.

La contracción de los músculos intercostales eleva las costillas. Su función es compleja y estos músculos son activos e inconscientes para la inspiración y para la espiración.

V.7.- Funciones laríngeas

Las nueve funciones laríngeas son:

1. Protección de la vía respiratoria. Es de vital importancia para los animales que tienen pulmones y para el hombre, protegiendo de la penetración de alimentos y cuerpos extraños a su interior.
   Tiene tres fases:

   - Oclusión de la columna de aire en la deglución.
   - Cierre de la laringe ante penetración de substancias extrañas evitando que penetren en vías respiratorias.
   - Cooperación y desencadenamiento del reflejo tusígeno al llegar partículas extrañas a la glotis, para expulsarlas para fuera de la vía respiratoria.

2. Regulación respiratoria por realizarse trasversal según mayor cierre o apertura de la glotis el paso a su través de más o menos aire que va hacia el pulmón para realizar el intercambio de gases respiratorios. De esta manera interviene la laringe reguladora del paso de aire en la importante función de la hematosis respiratoria.

3. Función circulatoria por las presiones endolaríngeas positivas y negativas en la apertura y cierre de la respiración. Estas presiones realizan un efecto del refuerzo de bombeo de la sangre en los

grandes vasos del cuello que llevan y traen la sangre, para el riego de la cabeza.

4. De fijación: actuando con su cierre glótico potenciando la anaerobiosis momentánea para la acción de los músculos del cuello, tórax y de los miembros superiores; mantiene la postura tanto de sostén y como en el salto. Vemos que se diferencia ésta función laríngea ya en los cuadrúpedos; las fieras antes de saltar sobre su presa, tensan los músculos del cuello, tórax y extremidades y cierran la glotis. Los monos necesitan de esta función de laringe para asirse en los desplazamientos por las ramas de los árboles. En el hombre es necesaria para levantar pesos manteniendo la glotis cerrada. Los esfuerzos del buceo se llevan a cabo con la glotis cerrada. En el arte de la guerra al ascender para tomar una posición, se hace la mayor parte del tiempo, en apnea con cierre glótico.

5. Participa en la deglución, colaborando de tres maneras en el paso de los alimentos a las vías digestivas:

- Prestando punto de apoyo a los músculos de la deglución, de una forma directa ya que el constrictor faríngeo inferior se inserta en la laringe y es necesario para la progresión de avance del bolo alimenticio hacia el esófago; de manera indirecta pues la laringe se relaciona con los otros músculos constrictores faríngeos y músculos deglutorios.
- Cierre de la vía respiratoria al pasar el bolo alimenticio impulsado por los músculos de los esfínteres vestibulares, tapando la zona respiratoria con el opérculo de la epiglotis y proporcionar la simultánea contractura para el cierre por las bandas o falsas cuerdas vocales y cierre de la glotis por ambas cuerdas vocales.
- La epiglotis se cierra y hace un bisel como la proa de un barco, con dos tablas laterales al pasar el bolo alimenticio. Este bisel medio como la reja de un arado, divide en dos

partes similares el bolo alimenticio, cuyas dos partes se desvían de la línea media hacia los extremos laterales, por las tablas planas laterales de la epiglotis, hacia la boca de William en la entrada del esófago.

6. Tiene gran importancia la función tusígena de la laringe, como segunda línea defensiva de la vía respiratoria, cuando fallan los mecanismos primeros y un cuerpo extraño atraviesa los tres esfínteres de protección laríngea. La tos nos sirve para la expulsión de cuerpos extraños o frente a partículas alimenticias, para evitar su penetración a vía aérea más baja, llevando a cabo la expulsión de la vía respiratoria. Además la llamada tos productiva, también es importante para la expulsión de partículas y cuerpos endógenos, como secreciones de flemas, moco con bacterias, secuestros necrosados con pus y otras secreciones de vías aéreas más bajas, que si no pueden llegar a encharcar la tráquea, los bronquios y pulmones.

7. La expectoración por la laringe coopera y es resultado de la función anterior tusígena. Desde la vía aérea más inferior existe una finísima capa de mucosidad con un doble estrato de moco más fluido en el interior y moco más viscoso en la superficie; esta doble capa de moco tiene por objeto recoger todas las partículas extrañas inhaladas para ser envueltas en su interior y eliminadas con el moco; para ello, esta doble capa de moco es batida y desplazada de abajo arriba, por unas pestañas que tienen las células respiratorias que se denominan cilios de PRÖETZ, con un doble movimiento, uno como un latigazo rápido de batido y otro movimiento lento de recuperación.

8. Fonación y productor de sonidos para la voz y el habla. Hasta mediados del siglo XIX, la laringe se interpretó como un elemento pasivo vibrátil para la elaboración de sonidos al paso del aire, como las banderas vibran al paso del viento, moviéndose las cuerdas vocales en sentido vertical, como explica el grupo de teorías mioelásticas. A finales del XIX y principios del siglo XX se vio que además

en la fonación, existe un trabajo activo de las cuerdas vocales, con cierres y aperturas muy rápidos de la glotis, realizando unos movimientos vibratorios en sentido horizontal, como indican las teorías neurocronáxicas. Los avances en el conocimiento de la laringe llegan a esbozar las teorías mucooscilatorias de los movimientos oscilatorios de la mucosa en las cuerdas vocales. Cada teoría en sí explica algún fenómeno de la fonación por las cuerdas vocales; los tres grupos de teorías, son capaces de explicar todos los fenómenos de la fonación.

9. La función laríngea de la expresión emotiva se pone de manifiesto en el sollozo, en el llanto, en la risa, en el quejido y en la entonación del habla con mayor o menor énfasis. En estas expresiones la laringe refleja los estados de aflicción, pena, terror, gozo, etc. Es función a veces semivoluntaria como en el bostezo y pasa de ser voluntaria en las primeras expresiones fonéticas que vehiculan el lenguaje a pasar a reflejo incondicionado involuntario.

V.8.- Teorías de la fonación

V.8.A.- Teoría mioelástica

Nace hacia 1930 y afirma que al empezar la fonación los aritenoides se contraen y adosan ambas cuerdas vocales en la línea media y cerrando la glotis en la que se llama *posición de fonación*. Los músculos de las cuerdas vocales están tensos bajo influjo nerviosos y con una estimulación tónica suficiente. La musculatura extrínseca de la laringe también colabora en el cierre de las cuerdas vocales para la fonación. Los repliegues de las cuerdas vocales no se encuentran en estado de relajamiento pasivo, si no que se encuentran en un estado de tensión media del reposo por el tono muscular.

Este tono en el cierre glótico fonatorio, opone una resistencia al paso del aire y se crea una presión subglótica. Cuando esta presión subglótica crece con las fuerzas de la espiración las cuerdas llegán a separarse y dejan pasar a su través una cierta corriente de aire, que hace vibrar como banderas al viento, deformando los bordes de la cuerda vocal.

Pasada la espiración fonética la cuerda vuelve a su posición inicial de cierre por elasticidad. De ello se deduce que la vibración de las cuerdas vocales es un fenómeno de naturaleza de elasticidad en su borde periférico.

La regulación neuromuscular interviene para proporcionar a las cuerdas vocales un tono más o menos rígido en su contracción fonatoria central, para llevar a cabo sonidos vocales de mayor o menor frecuencia. Se inicia la vibración y continúa por automatismo elástico, mantenido por la presión subglótica. Esta teoría fue confirmada en experiencias con laringes preparadas, consiguiendo con el paso de aire conseguir la vibración *in vitro*.

A esta teoría se oponen varias cuestiones:

- ¿Cómo se explica la posibilidad de emitir un sonido filado?

Si admitimos el posible aumento y disminución de la contracción del músculo vocal, el tono tiende a modularse, se eleva al principio y luego desciende.

El músculo tiroaritenoideo se contrae en sentido contrario a la presión subglótica.

Si la contracción tiroaritenoidea no varía, la amplitud de vibración del sonido de baja intensidad debía crecer para más intensidad; la experiencia demuestra lo contrario.

- No se puede explicar que se pueda cantar bajo en los tonos agudos, es decir con una baja presión subglótica. La posibilidad de emitir dos octavas por contractura progresiva del tiroaritenoideo no es posible por esta teoría, ya que el músculo de las cuerdas vocales se contrae según la Ley fisiológica *del todo o nada.*
- Con la emisión con voz de falsete el músculo tiroaritenoideo está poco contraido por lo cual solo emite sonidos muy graves.

- No se explica por qué en las hipotonías y paresias de cuerdas vocales se produce una modificación del timbre de la voz, pero no de su tono.
- En la fonación el resonador conducto faringobucal llamado de Purkinje influye en la vibración de las cuerdas vocales, inexplicable con esta teoría.

Estos pros y contras han seguido siendo discutidos.

V.8.B.- Teoría neurocronáxica

Expuesta en 1.950 en la tesis Doctoral del investigador Husson, después de trabajar 12 años en la fisiología de la fonación y producción de voz, basada en la vibración de las cuerdas vocales.

Se basa en el ritmo del sistema nervioso, la cronaxia rítmica del estímulo recurrencial en el trabajo de la cuerda vocal y en las peculiaridades morfológicas de los repliegues tiroaritenoideos de las cuerdas.

Desde los centros nerviosos cerebrales de la fonación se emiten impulsos que por las vías son transmitidas a los nervios recurrentres que los llevan hasta la terminación nerviosa de los grupos neuromusculares, llamados husos neuro-miofibrilares, situados entre las miofibrillas del músculo de la cuerda vocal.

Las respuestas en el músculo de la cuerda vocal, se hace por transmisión *de impulso a impulso* del nervio, a las fibrillas del músculo vocal. Así se contraen sincrónicamente los músculos de ambas cuerdas vocales, de forma parcial o la totalidad de los grupos de fibras musculares, según el tipo e intensidad de la voz.

Para las frecuencias graves hasta 500 veces por segundo los husos o grupos de miofibrillas en la cuerda vocal se contraen todos los que participan al unísono del impulso y con el mismo periodo refractario a cada impulso nervioso de las neurofibrillas del recurrente.

Para las frecuencias conversacionales los grupos de miofibrillas de la cuerda vocal se contraen de manera rotatoria alternativa de forma difásica, primero unos y luego los otros, para cada impulso nervioso recurrencial.

En los tonos más agudas y altas frecuencias de la voz, los husos o grupos miofibrilares de la cuerda se contraen alternativamente en turnos trifásicos, primero unos grupos, luego otros y después los demás.

Según esta teoría la vibración fonética de la cuerda vocal no es solo un fenómeno mecánico periférico pasivo de elasticidad, sino además es una función fisiológica de trabajo activo por contracción de la cuerda vocal a impulsos nerviosos transmitidos desde los centros cerebrales, vías y nervios recurrentes.

V.8.C.- Teoría muco-ondulatoria

Propuesta en España por Perelló desde 1.963, afirma que no hay vibración en la cuerda vocal; existe un movimiento de ondulación sucesivo de abajo arriba, semejante a las olas que se forman cuando arrojamos una piedra en un estanque.

Estas oscilaciones se producen en la parte blanda que forma el borde libre y recubre toda la superficie. Esta cubierta llamada mucosa de la cuerda vocal, se desliza por encima del músculo, produciendo las oscilaciones muco-ondulatorias. La teoría afirma que estos trenes de ondas oscilatorias se originan en la subglotis y ascienden hacia la parte superior de la glotis.

Al paso de las ondas y entre cada oscilación, se producen pequeños espacios entre los bordes de las cuerdas vocales. Estos espacios glóticos dejan escapar pequeñas cantidades de aire entre dos oscilaciones. La membrana que recubre los pliegues vocales denominada mucosa, es la responsable de la formación de los sonidos de la voz.

El músculo tiroaritenoideo de la cuerda vocal no vibra nunca; solo se contrae para llevar las cuerdas a la línea media y en ella se pueda realizar la fonación por las oscilaciones de la mucosa al deslizarse por los ligamentos de la cuerda vocal. En la voz de pecho el músculo está contraído cerrando la glotis, con la cuerda en la línea media y las oscilaciones de la mucosa sobre el ligamento producen la vibración de la cuerda vocal.

En la voz cefálica el músculo tiro-aritenoideo de la cuerda vocal está relajado y no vibra toda la cuerda, sino que solo es la mucosa la que oscila y provoca trenes de vibraciones sobre los inmóviles ligamento y músculo. En los tonos graves los trenes de ondas de oscilación, empiezan desde la parte más posterior e inferior de la cuerda vocal. Se dirigen desde la zona más baja y trasera de la cuerda, abriendo la glotis cuando las oscilaciones en la mucosa, avanzan hacia arriba.

Al cerrarse la cuerda en la glotis, también su parte posterior e inferior de la mucosa de la cuerda, las primeras zonas en iniciar el movimiento. En segundo lugar, las zonas que se ponen en movimiento son las anteriores e inferiores de las cuerdas vocales. Así en estroboscopia o enlenteciendo las imágenes de cinematografía ultrarrápida se observa cómo la glotis empieza a abrirse por su parte extrema posterior y anterior, desde la subglotis hacia arriba, por la propagación de los trenes de ondas oscilatorias de la mucosa.

Esta teoría no se opone si no complementa las dos anteriores.

V.8.D.- Teoría neuro-oscilatoria

Enunciada por Mc Leod y Silvestre desde el año 1.970 y complementa fenómenos de la fonación, inexplicables por las teorías anteriores. Admiten las bases de las teorías antes expuestas y completan con sus afirmaciones sobre el músculo de la cuerda vocal. Mantienen que el músculo de la cuerda vocal es asincrónico que cuando recibe impulsos nerviosos por el nervio recurrente se provoca en él una despolarización mantenida con el cierre de la cuerda en línea media. En esta situación, es capaz de generar trenes rítmicos de contracciones de algunos grupos de fibras musculares y ondas oscilatorias de la mucosa en la cuerda vocal.

Los músculos asincrónicos de la cuerda vocal, son semejantes a los que mueven las alas de algunos insectos. Así en algunas subespecies, se provocan movimientos de las alas que pueden llegar a producir sonido, desde sonidos graves al oscilar las alas 300 veces por segundo de la mosca común, hasta sonidos agudos que hacen oscilar sus alas 3.500 veces por segundo en algunos mosquitos, antes de picar. En estos músculos asincrónicos, la contracción de las miofibrillas y producción de ondas oscilatorias en la mucosa de la cuerda vocal, no guardan relación *impulso a impulso* con los potenciales de acción de las fibras nerviosas del nervio recurrente.

El impulso del músculo recurrente pone en marcha el proceso fonatorio y es por la elasticidad por la que se prolongan las oscilaciones vibratorias de la cuerda vocal. La teoría se basa en un proceso mixto, de elasticidad física y trabajo fisiológico de la cuerda vocal.

V.8.E.- Teorías actuales de la mecánica de la vibración

Los estudios estroboscópicos y electrónicos señalan que el eje de cierre de la glotis no está en la línea media, sino es según un eje oblicuo en línea paramedia de la glotis. En la vuelta de la cuerda vocal, al aproximarse a la línea de unión, disminuye la fuerza para evitar el choque con la otra cuerda vocal; así prácticamente las cuerdas no se golpean en la línea media a la que se aproximan. Muchas veces ni se tocan las cuerdas más que en los dos extremos anterior y posterior; nunca se apaga por choque con el otro repliegue vocal, la vibración central.

La longitud de la cuerda vocal se ha comprobado que es diferente según la emisión de diversos tonos de voz. Las cuerdas vocales pueden entonces alargarse pero de forma mínima sin importancia.

Simultánea a la modificación de la longitud de las cuerdas cuerdas, el plano anteroposterior de la glotis que en reposo presenta una inclinación de atrás hacia delante de bajada de 10 grados, cambia pronunciando su inclinación de atrás hacia delante a 20 y 30 grados.

Por radiografía se demuestra que para la emisión de los sonidos agudos de la voz, las cuerdas vocales se alargan de forma progresiva al incremento de la frecuencia vocal que se emite.

Se ha medido el alargamiento máximo de la cuerda vocal y es de 4 milímetros; aunque se aumenten los tonos, no se alarga más la cuerda vocal.

V.9.- Tiempo de apertura glótica

Durante le emisión de sonido se ha conocido en el oscilógrafo la relación entre el tiempo que la glotis está cerrada y está abierta; la apertura de la glotis fonatoria es de 2 a 2,5 milisegundos, igual en los diferentes tonos frecuenciales.

El tiempo que está abierta la glotis depende de la intensidad de la emisión fonatoria; se establece por la fórmula siguiente

$$\text{Cociente de apertura} = \frac{\text{Duración en tiempo de la glotis abierta}}{\text{Duración en cm de un periodo completo}}$$

Si estudiamos el tiempo de abertura para la emisión de un tono de 160 ciclos por segundo, en voz baja el cociente de abertura es 0,70 para la voz proyectada el cociente es 0,51 y para la voz fuerte del canto el cociente de abertura es 0,44.

Se ha observado por laringoestroboscopia que la fase de cierre de glotis en la fonación, dura más tiempo que la fase de apertura, aunque pueden existir datos contrapuestos de ser los mismos tiempos el cierre y apertura glóticos.

V.9.A.- Tonos graves

Los diámetros en la apertura de la glotis no influyen en el tono de la voz. Las frecuencias de la emisión vocal se modifican con la mayor o menor rigidez en el músculo vocal.

El tiempo en que están más próximas o contactan la cuerdas vocales es mayor en los tonos de frecuencias agudas. En estas las cuerdas están más próximas y en contacto más tiempo; por consiguiente el cociente de abertura es menor.

En los tonos graves las cuerdas vocales se mueven con más lentitud, es decir, se producen menos vibraciones por segundo y sus ondas más largas.

En los sonidos graves, las cuerdas vocales vibran en toda su longitud y con toda su masa pero con poca elasticidad.

V.9.B.- Tonos agudos

Cuanto más agudo es el tono de la frecuencia emitida, menor es el tiempo en milisegundos que permanecen próximos los repliegues vocales. En la emisión de voz en frecuencias agudas, las cuerdas están más juntas y es mayor la presión con que se unen en el cierre. Para poder emitir y al cerrarse con más presión las cuerdas vocales, la presión subglótica tiene que ser mayor para salir el aire en la fonación de tonos agudos.

Cuanto más aguda es la emisión, la glotis es más estrecha y la apertura también. La altura de la frecuencia tonal en la voz emitida, hace variar el grosor y la longitud de la cuerda vocal, así como el movimiento ondulatorio del borde libre de las cuerdas.

En la emisión de la voz aguda, las cuerdas vocales se estrechan y se alargan. La superficie superior de las cuerdas permanece plana; las oscilaciones vibratorias avanzan en oblicuo desde abajo hasta su borde libre.

V.9.C.- Intensidad

Para la emisión con mayor intensidad, el cierre de las cuerdas vocales se realiza con más contacto; es más completo y dura mayor tiempo.

Para más intensidad se requiere una mayor presión subglótica del aire. También según la intensidad contactan en la fonación las cuerdas vocales en la hendidura glótica, que en los sonidos poco intensos, solo contactan en los extremos en una superficie de unos 3 milímetros y en la emisión de sonidos intensos y fuertes, las cuerdas se ensanchan y contactan en más extensión, de unos 6 milímetros. Se ha visto que cuanto más intenso es el sonido emitido en la fonación, contactan las cuerdas en más espacio, pero están menos tiempo de milisegundos. Por ello la intensidad de la voz viene dada por la tensión del grado de cierre fonatorio de las cuerdas vocales y por la energía de la presión pulmonar para abrir el citado cierre glótico fonatorio.

V.9.D.- Ataque vocal

Denominamos ataque vocal al inicio de la fonación. Para un buen ataque vocal el cierre fonético de la glotis y la espiración fonatoria deben ser sincrónicas y adaptadas ambas funciones en sus intensidades y fuerzas. Si el cierre fonatorio de la glotis se realiza demasiado pronto y fuerte da lugar al golpe de glotis. Cuando en el ataque vocal el cierre fonatorio de la glotis se hace demasiado tarde y muy flojo se provoca el llamado ataque soplado.

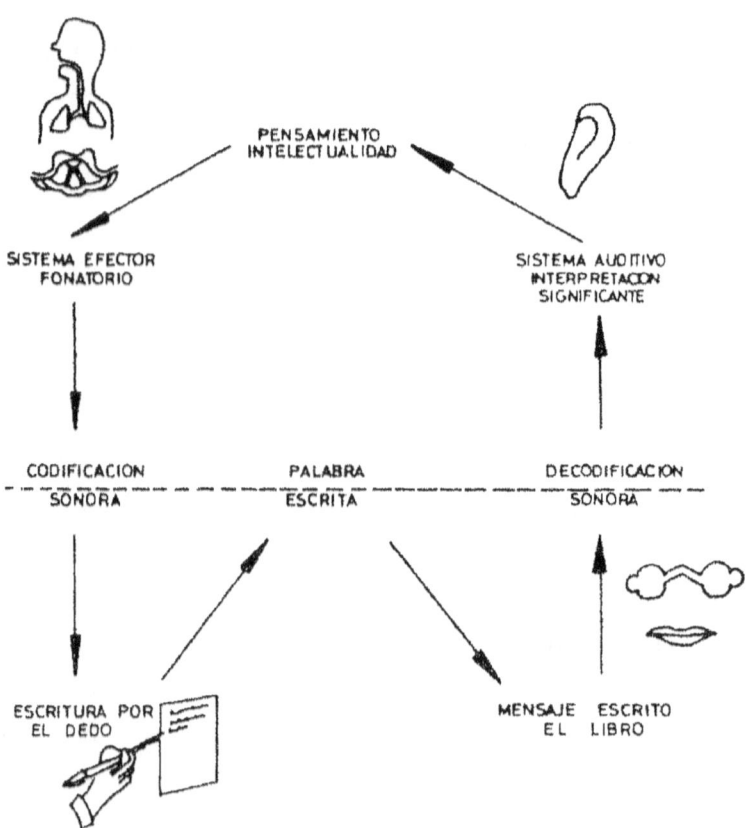

VI. EL HABLA

Una persona utiliza el habla de una o varias lenguas desde su aprendizaje infantil en edad temprana hasta la muerte para expresar sus sentimientos y pensamientos. En 1934 Karl Bühler se preguntaba en el prólogo de su libro clásico *Teorías del lenguaje* "¿Qué es hablar?". En principio suele ser considerada el habla como el instrumento para la comunicación de pensamientos por la respuesta del reflejo expresivo otoneurofonatorio. Así en comunidades rurales las charlas son el vínculo de relación principal de sus habitantes para la información y comunicación de ideas.

Desde el punto de vista psicobiológico el habla es la exteriorización del lenguaje interior del mundo sonoro interno donde se elabora.

Sabemos que el habla es importante la comunicación; consideramos que es el instrumento para conseguir un fin: lograr convencer que la gente crea lo que decimos o bien lo que opinamos como manifiesta Noam Chomsky y las ideas "como ocurre en el discurso político o religioso" (Speaker corner en Hyde Park, Londres, 2.004).

No nos damos cuenta de la enorme complejidad del habla y su gran poder. Sirve para comunicarnos, informar, dar órdenes, suplicar, prometer, maldecir, pensar, para querer, rezar, engañar, burlarse, piropear, defenderse e intercambiar ideas, uniendo al hombre con su familia, su pueblo y otros hombres.

De forma tradicional, en la infancia, se nos enseñan los conceptos de sílaba, palabra y oración para hacernos comprender las adquisiciones que de manera instintiva realizamos por el reflejo otoneurofonatorio.

Estos conceptos gramaticales siguen en contínua revisión en todas las lenguas vivas. Se estudia el habla de las lenguas naturales en su origen y funcionamiento por los hombres que las utilizan con precisión y soltura desde su adquisición en la infancia. Se desarrollan así varias escuelas y tendencias de investigación del habla.

Lengua natural se denomina al habla humana diaria en contraposición con los lenguajes formalizados expresados en lecciones magistrales, universitarias, conferencias o mítines políticos, sometidos a normativas lingüísticas.

En este momento se considera el habla como el sistema de de comunicación social de pensamientos, con doble manifestación por expresión de la comunicación fonética, en la que interviene el reflejo otoneurofonatorio y por la comunicación no verbal de gestos, posturas y expresión de los ojos y mirada que vehiculan el lenguaje fónico en la que básicamente interviene el reflejo otoneurovestibular de la postura y el equilibrio.

Cada grupo de hombres habla según reglas fonéticas, sintácticas y semánticas y, además, el habla está gobernada por las llamadas reglas de uso. Por ambas reglas lingüísticas y de uso podemos producir mensajes que nunca hemos emitido o que se nos dicen o están escritos, aunque nunca los hemos escuchado o leído.

Consideramos el lenguaje como el resultado ordenado de una actividad otoneurofonatoria que permite expresar nuestros estados psíquicos y afectivos, además de percibir los de otras personas, por elementos sonoros, gráficos y gestuales. Con este sistema lingüístico podemos integrar dentro de nosotros el mundo que nos rodea y expresar las ideas o pensamientos sonoros de nuestro interior exteriorizándolos al mostrarlos por el habla.

El desarrollo del lenguaje se lleva a cabo por dos necesidades: una primera vital de la respiración y otra no vital de la fonación; una segunda de adaptación, por el lenguaje para subsistir y para la intercomunicación por la expresión verbal con el mundo que nos rodea.

La adquisición del lenguaje precisa el desarrollo ordenado y progresivo simultáneo de los tres elementos orgánicos que van a llevar a cabo la adquisición y regulación del reflejo superior otoneurofonatorio del habla:

- La diferenciación sensorial en el oído de la audición y aparato vestibular encargado de la corporalidad.
- Vías sensoriales y centros cerebrales en relación con los cambios afectivos que crean la necesidad denominada por los mejores antropólogos sociales, Sir Edward Pichar y José Antonio Jáuregui Oroquieta, como *social o apetitiva motivación para comunicarse.*
- El sistema eferente motor de vías de expresión y fonación.

Por una parte desde que el niño nace, se pone en actividad la energía por los órganos motores de la caja torácica, la laringe, la lengua, los labios, en la doble función respiratoria y la emisión sonora del gritos, succión, laleo, balbuceo y la voz.

El desarrollo de funciones sensoriales de la audición y del aparato vestibular asomándose al exterior por la vista, permiten la creación de un lenguaje ordenado en el mundo sonoro interno con un estado psicosensorial interpretativo.

En la función adaptativa tiene lugar la aparición de dos funciones del lenguaje por el habla: la recepción del exterior hacia mi mundo interior y la manifestación de mi personalidad hacia todo lo que nos rodea.

<u>VI.1.- El lenguaje interior</u>

De los 27 a los 30 meses los niños suelen hablar solos sin ningún interlocutor, fenómeno que interesó a médicos, psicólogos y lingüistas. El habla en soledad se observó en niños al empezar o terminar de jugar o bien cuando les surgía un problema, dando lugar al monólogo puro. En otras ocasiones el niño en presencia de otros chicos, habla por y para sí solo, sin esperar respuesta; es lo que conocemos con el nombre de monólogo colectivo.

Los monólogos puros y colectivos es lo que Piaget llama el *lenguaje egocéntrico*. El lenguaje egocéntrico aumenta hasta los 7 años constituyendo en esa edad el 45% del habla. A partir de los 7 años disminuye el lenguaje egocéntrico aumentando el *lenguaje socializado*. Piaget considera que el lenguaje egocéntrico es una etapa de exteriorización del habla interior y el ensayo de expresión para llegar al lenguaje socializado de la comunicación.

La hipótesis sobre el habla de Vigotsky diferencia dos tipos de lenguaje estructuralmente diferentes. El habla empieza a ser un elemento para la comunicación y se va interiorizando para formar un mundo sonoro interno. La manifestación de esa interiorización sería el lenguaje egocéntrico que ayuda a reafirmar el habla en lenguaje al mundo interior.

El monólogo es el habla de un diálogo formulado en lenguaje interior, entre el yo que habla y el yo mismo que escucha. A veces el yo locutor es el único que habla, pero siempre está presente el mismo yo que escucha y que valida el enunciado. En otras ocasiones el yo que escucha interviene con una duda, una objeción o un insulto *soy tonto, olvidaba decir...*, como expone Benveniste en sus trabajos de investigación lingüística.

El habla interior se utiliza para organizar gran parte de la conversación en la charla, con las fases de elocución y escucha. Antes de hablar analizamos nuestra próxima intervención y las intervenciones de los demás y construimos primero las respuestas. Por otra parte existe en habla interior un mecanismo de retroalimentación por análisis posterior al habla o un *después* de análisis en lenguaje interior.

La construcción y estudio del habla en lenguaje interior puede hacerse de forma mental y sin palabras sonoras, pero predomina el lenguaje interior fonético.

Este habla en lenguaje interior no abandona nunca al hombre ni en soledad ni en sueños, como se ha comprobado en la exteriorización del mundo interior en los sonámbulos, que hablan en sueños. El habla interior es necesaria para la adquisición de nuevos conceptos y para relizar la ordenación, clasificación y crítica inconsciente de las ideas adquiridas.

Este proceso de lenguaje del mundo interior es necesario ser tenido en cuenta para comprender el habla en toda su extensión, por una parte el habla como instrumento del diálogo en la comunicación social y por otra parte, el habla del monólogo del individuo en conversación consigo mismo o reflexión interior para la construcción del habla.

VI.2.- La docena de elementos del habla

Según Hymes el habla contiene doce elementos en cada unidad estructural:

1. Cómo se dicen las cosas o las formas del mensaje fonético y sus reglas.
2. El contenido del mensaje de temas, subtemas, temas satélites y cambios de tema.
3. Coordenadas físicas espacio-temporales en las que se ejecuta el habla.
4. El *escenario psicológico* que puede ser serio o festivo, de confianza y amistad o no, marcando el entorno.
5. Esenciales y mínimos elementos del diálogo: el que habla y el que escucha.
6. Los objetivos o fines y los resultados obtenidos.
7. La clave para comprender en qué plan habla, si es en serio o bromea. La clave se exterioriza por el gesto, mimo o postura de pantomima que vehicula el lenguaje fonético; a veces puede ser una mirada.
8. El canal por el que nos comunicamos que es la expresión total no fonética que vehicula el habla, por varios canales, por ejemplo, el piropo con un guiño de ojos.
9. La variedad lingüística de lengua natural, dialecto o habla local, jerga.
10. Normas de interacción reguladoras, sin interrumpir, demostrar atención a lo que dice el que habla.
11. Normas de interpretación coordinando lo que se dice al sistema de creencias del grupo.
12. El género en que englobamos el habla: disertación comercial, el palique, la conferencia, el poema, la plegaria.

VI.3.- La doble articulación: Lo que se dice y lo que se quiere decir

Existe un esquema clásico de la significación del habla:

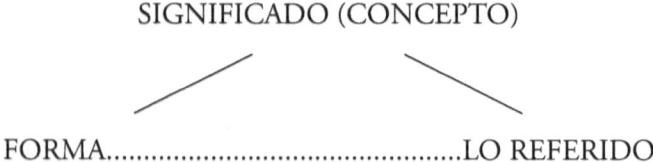

FORMA..LO REFERIDO

Las palabras se componen de dos elementos: la forma fonética y el significado o concepto. No existe relación entre la forma fonética y el concepto en el mundo en que se habla y del mundo que se habla; por ejemplo, al decir un árbol expresamos un elemento arriba verde de las hojas, marrón el tronco y debajo de tierra las raíces, o al decir una casa tiene un significante y un significado para expresar lo que decimos y lo que queremos decir con la palabra casa.

En el desarrollo del habla primero se emiten unos sonidos vocales más allá de la mera imitación como en los animales, por el reflejo otoneurofonatorio, aprendiendo el habla de las personas con las que se convive, primero la de la madre, después la lengua del padre o del otro y, posteriormente las de los demás o comunicación familiar, escolar y social. Es el llamado reflejo innato del psicólogo de Pensilvania B.F. Skinner en su obra "Comportamiento verbal", 1.957.

Se organizaron esos sonidos desde el punto de vista fonético en consonánticos y vocales con rasgos suprasegmentales que afectan a las unidades de enunciados por el acento, ritmo y entonación.

La gramática estructura la fonética para estudiar los significados del habla en la expresión. El reducido número de sonidos de una lengua se combina en el léxico para expresar varios significados. De esta forma el orador al hablar con un número finito limitado de oraciones básicas puede exponer múltiples pensamientos. Chomsky propone una serie de reglas gramaticales para la interpretación de la estructura profunda del habla o su semántica y la estructura superficial del habla o su fonética sonora.

Aparecen así los significados. El campo de la semántica engloba un conjunto de significados integrantes de uno general. Cada lengua al hablar estructura y asocia el mundo que nos rodea y mundo interior de una forma específica. Muchas veces, no coinciden totalmente los significados de la misma palabra traducida en tres idiomas diferentes. Nace así la doble articulación del habla: lo que se dice y lo que se quiere decir. Se llama anfibología a las palaras o frases que admiten varias interpretaciones o doble sentido.

VI.4.- La tercera articulación del habla

Posteriormente nace una tercera articulación del habla:

- Lo que se dice.
- Lo que se quiere decir.
- Lo que no se dice, se da a entender y, a veces, tan importante como lo que se dice y da lugar a la llamada *tercera articulación*.

VI.5.- El soliloquio

El hablar solo, a lo que vulgarmente se asigna un significado desfavorable, no es más que la exteriorización del mundo interior: es la traducción sonora exterior del lenguaje interior.

Los soliloquios no son enfermedades patológicas y corresponden a la inspiración de los artistas o escritores, obreros en los trabajos solitarios y es frecuente en los niños, con largos discursos verbales solitarios de ensayo lingüístico para autocorrección, supervisión y aprendizaje. El soliloquio es propio de las personas ciclotímicas y enfermedades maníacas, que lo hablan todo y no son capaces de guardar un secreto. Los enfermos maníacos en oposición a los esquizoides y esquizotímicos, siempre cuentan sus dolores y padecimientos y pocas veces sus alegrías. Son personas nerviosas con gran logorrea y reiterativos con la llamada gramofonía (se repiten de contínuo).

VI.6.- El taco

El taco es una expresión inconsciente de autocastigo como si nos damos un latigazo fonatorio, por una mala operación de elaboración del habla desde el lenguaje interior. No constituye ninguna aberración de la expresión hablada y en algunas ocasiones se termina utilizando como un tic de refuerzo de la expresión fonética.

VI.7.- El habla en la propaganda y publicidad

En estrecha relación con los medios de comunicación de masas está el habla para la publicidad.

Esta expresión de propaganda por el habla persigue al hombre moderno hasta los últimos rincones de su habitat. Busca circunstancias favorables para llegar hasta las zonas más recónditas de su cerebro, se utilizan medios de imágenes subliminares condicionantes, se busca en el mensaje y en el discurso ir a voces de la lengua de la madre, a las cuales el hombre no presenta resistencia su filtro otoneurológico y penetran al cerebro.

La propaganda y publicidad con imágenes o con música o sin ellas, nunca pueden prescindir de la palabra oral o escrita, condicionante esencial, aunque solo sea para enunciar el nombre del producto.

Por la repetición machacona del nombre comercial del producto se divulgan y acaban siendo acogidas como nombres comunes: vídeo, nailon, turmix, escalectric, etc. Existen normas y técnicas para llegar mejor hasta el cerebro humano con el habla en los medios de comunicación social para difusión de la propaganda.

VII. ORIGEN Y DESARROLLO DEL HABLA

El hombre paleolítico no hablaba. Documentos arqueológicos como dibujos sugieren que tenían un gran sentido de la forma y del movimiento.

El desarrollo del habla empieza con la fase de adaptación preverbal del lenguaje. Los hombres se manifestaban con gestos y mímica, para poderse comunicar las ideas y pensamientos, motivados por sus instintos primarios y necesidades, desarrollándose la expresión y captando la impresión. Mantenían impresos en sus rostros los rasgos de su personalidad por la fisionomía descrita por Aristóteles.

Para llevar a cabo la comunicación cuando se encuentran a más distancia, por la noche o en la oscuridad del fondo de la caverna, el hombre primitivo aprovecha una espiración del aparato respiratorio, coincidente con un gesto expresivo de los labios y órganos articuladores, para emitir señales como los primeros ensayos fonéticos, que vehiculan los gestos del expresión sonora preoral.

El primitivo lenguaje se resumía a gritos de alarma, amenaza o pasión. Más tarde, sonidos onomatopéyicos imitativos de los ruidos de la naturaleza. Luego se añaden monosilábicos para designar cosas concretas.

Las lenguas primitivas siguen funcionando con pocos sonidos. Sus fonemas son interjecciones monosilábicas que varían su sentido por la entonación, con la mímica y los gestos expresivos que se asocian al lenguaje verbal. Las diferentes expresiones orales y entonaciones varían su significado.

Podemos considerar este lenguaje primitivo, como los gruñidos y primeros gritos con que se expresan los animales para llevar a cabo su comunicación para entenderse, como ocurre con los niños hasta el primer año, en que hace aparición la primera palabra *mamá, papá* o *tata,* que repite de manera reiterativa. Ha comenzado la fase verbal del lenguaje.

Así, por ejemplo, en fisiología comparada en los palmípedos, la captación por el oído del tono y de las diversas intensidades traduce con precisión cómo expresan sus ideas en este primitivo lenguaje emocional. De forma progresiva las palabras se identifican con objetos y personas y así el niño integra los significados verbales. En un avance progresivo, va a responder a palabra con *palabra*. Alcanza un grado de desarrollo de su memoria lingüística en que es capaz de evocar objetos, personas o situaciones no presentes.

Este considerar pasado y presente, coincide con el desarrollo de su aparato vestibular del equilibrio temporoespacial.

A partir de los dos años y medio el niño adquiere la función del habla, entendiendo en las palabras el significante y el significado. A partir de este momento amplía su vocabulario. Con posterioridad desarrolla la gramaticalización y comienza a utilizar verbos en infinitivo; descubre la distinción de *roles* y utiliza los pronombres personales *yo* o "*tu*.

A partir de los cinco años el lenguaje se organiza; empieza a traducir la gráfica y mímica o pantomima por la expresión verbal. Es la etapa que los lingüistas llaman de prelectura. En los cinco a seis años amplía su vocabulario y perfecciona su expresión por el habla. Desde los siete años desarrolla el aprendizaje de iniciación a la lectura por el lenguaje lectoescrito.

A través del tiempo con lentitud, el hombre ha desarrollado los métodos que precisa para expresar la acción y establecer una relación comunicativa con el mundo congéneres.

BIBLIOGRAFÍA

1.- Arlinger S, Lunner T, Lyxell B, Pichora-Fuller MK.- "The emergence of cognitive hearing science".- Scand J Psychol. 2009 Oct;50(5):371-84.
2.- Rudner M, Andin J, Rönnberg J.- "Working memory, deafness and sign language".- Scand J Psychol. 2009 Oct;50(5):495-505.
3.- Mackenzie I, Smith A.- "Deafness--the neglected and hidden disability".- Ann Trop Med Parasitol. 2009 Oct;103(7):565-71.
4.- Jen JC.- "Bilateral vestibulopathy: clinical, diagnostic, and genetic considerations".- Semin Neurol. 2009 Nov;29(5):528-33.
5.- Foeldvari I, Kümmerle-Deschner J.- "Autoinflammatory diseases in childhood".- Z Rheumatol. 2009 Nov;68(9):726-32.
6.- Karim MR, Balsam L, Rubinstein S.- "Permanent hearing loss with iopamidol following aortic angiography in a hemodialysis patient: a case report and review of the literature".- Am J Kidney Dis. 2010 Apr;55(4):712-6.
7.- Chatard-Baptiste S, Martin C, Pouget JF, Veyret C.- "Sudden deafness: value of imaging. Results from a prospective study of 37 patients".- J Radiol. 2009 Dec;90(12):1823-35.
8.- Pankova VB.- "Topical problems of occupational pathology of ENT organs".- Vestn Otorinolaringol. 2009;(6):5-9.
9.- Kozin OV.- "The main stages and prospects of investigation of occupational loss of hearing in the flight personnel of civilian aviation".- Vestn Otorinolaringol. 2009;(6):58-62.

10.- Ardle BM, Bitner-Glindzicz M.- "Investigation of the child with permanent hearing impairment".- Arch Dis Child Educ Pract Ed. 2010 Feb;95(1):14-23

11.- Rivolta MN.- "Stem cells and cell lines from the human auditory organ: applications, hurdles and bottlenecks in the development of regenerative therapies for deafness".- Drug Discov Today. 2010 Apr;15(7-8):283-6.

12.- Auer ET.- "Investigating speech reading and deafness".- J Am Acad Audiol. 2010 Mar;21(3):163-8

13.- Tan JH, Yeh BI, Seet CS.- "Deafness due to haemorrhagic labyrinthitis and a review of relapses in Streptococcus suis meningitis".- Singapore Med J. 2010 Feb;51(2):e30-3.

14.- Groves AK.- "The challenge of hair cell regeneration".- Exp Biol Med (Maywood). 2010 Apr;235(4):434-46.

15.- Jongkamonwiwat N, Zine A, Rivolta MN.- "Stem cell based therapy in the inner ear: appropriate donor cell types and routes for transplantation".- Curr Drug Targets. 2010 Jul;11(7):888-97.

16.- Ito T, Noguchi Y, Yashima T, Ohno K, Kitamura K.- "Hereditary hearing loss and deafness genes in Japan".- J Med Dent Sci. 2010 Mar;57(1):1-10.

17.- Luckner JL, Cooke C.- "A summary of the vocabulary research with students who are deaf or hard of hearing".- Am Ann Deaf. 2010 Spring;155(1):38-67.

18.- Schwander M, Kachar B, Müller U.- "Review series: The cell biology of hearing".- J Cell Biol. 2010 Jul 12;190(1):9-20.

19.- Warchol ME.- "Cellular mechanisms of aminoglycoside ototoxicity".- Curr Opin Otolaryngol Head Neck Surg. 2010 Oct;18(5):454-8.

20.- Martin TP, Lowther R, Cooper H, Holder RL, Irving RM, Reid AP, Proops DW.- "The bone-anchored hearing aid in the rehabilitation of single-sided deafness: experience with 58 patients".- Clin Otolaryngol. 2010 Aug;35(4):284-90.

21.- Comer DM, McConnell EM.- "Hypothyroid-associated sensorineuronal deafness".- Ir J Med Sci. 2010 Dec;179(4):621-2.
22.- Kral A, O'Donoghue GM.- "Profound deafness in childhood".- N Engl J Med. 2010 Oct 7;363(15):1438-50.
23.- Nikolopoulos TP, Vlastarakos PV.- "Treating options for deaf children".- Early Hum Dev. 2010 Nov;86(11):669-74.
24.- Young NM, Tan TQ.- "Current techniques in management of postmeningitic deafness in children".- Arch Otolaryngol Head Neck Surg. 2010 Oct;136(10):993-8.
25.- Usami S.- "Molecular diagnosis of deafness".- Nippon Rinsho. 2010 Aug;68 Suppl 8:417-22.
26.- Suzuki M, Hashimoto S, Kano S, Okitsu T.- "Prevalence of acoustic neuroma associated with each configuration of pure tone audiogram in patients with asymmetric sensorineural hearing loss".- Ann Otol Rhinol Laryngol. 2010 Sep;119(9):615-8.
27.- De Leenheer EM, Janssens S, Padalko E, Loose D, Leroy BP, Dhooge IJ.- "Etiological diagnosis in the hearing impaired newborn: proposal of a flow chart".- Int J Pediatr Otorhinolaryngol. 2011 Jan;75(1):27-32.
28.- Richardson GP, de Monvel JB, Petit C.- "How the genetics of deafness illuminates auditory physiology".- Annu Rev Physiol. 2011 Mar 17;73:311-34. 29.- El-Amraoui A, Petit C.- "Stem cell therapy in the inner ear: recent achievements and prospects".- Med Sci (Paris). 2010 Nov;26(11):981-5. 30.- Yan D, Liu XZ.- "Modifiers of hearing impairment in humans and mice".- Curr Genomics. 2010 Jun;11(4):269-78.
29.- Thiel G, Mills R.- "Persistent and recurrent conductive deafness following stapedotomy".- J Laryngol Otol. 2011 May;125(5):460-6.
30.- Raviv D, Dror AA, Avraham KB.- "Hearing loss: a common disorder caused by many rare alleles".- Ann N Y Acad Sci. 2010 Dec;1214:168-79.

31.- Di Domenico M, Ricciardi C, Martone T, Mazzarella N, Cassandro C, Chiarella G, D'Angelo L, Cassandro E.- "Towards gene therapy for deafness".- J Cell Physiol. 2010 Dec 29.
32.- de Vries JJ, Vossen AC, Kroes AC, van der Zeijst BA.- "Implementing neonatal screening for congenital cytomegalovirus: addressing the deafness of policy makers".- Rev Med Virol. 2011 Jan;21(1):54-61.
33.- Cole P, Zdanowicz N.- "Does it exist?: "a psychopathology of deafness".- Psychiatr Danub. 2010 Nov;22 Suppl 1:S114-6.
34.- Kenna MA, Rehm HL, Frangulov A, Feldman HA, Robson CD.- "Temporal bone abnormalities in children with GJB2 mutations".- Laryngoscope. 2011 Mar;121(3):630-5.
35.- Ndumele CD, Ableman G, Russell BE, Gurrola E, Hicks LS.- "Publication of recruitment methods in focus group research of minority populations with chronic disease: a systematic review".- J Health Care Poor Underserved. 2011;22(1):5-23.
36.- Choi BY, Muskett J, King KA, Zalewski CK, Shawker T, Reynolds JC, Butman JA, Brewer CC, Stewart AK, Alper SL, Griffith AJ.- "Hereditary hearing loss with thyroid abnormalities".- Adv Otorhinolaryngol. 2011;70:43-9.
37.- Belmont JW, Craigen W, Martinez H, Jefferies JL.- "Genetic disorders with both hearing loss and cardiovascular abnormalities".- Adv Otorhinolaryngol. 2011;70:66-74.
38.- Arnold A, Caversaccio MD, Mudry A.- "Surgery for the bone-anchored hearing aid".- Adv Otorhinolaryngol. 2011;71:47-55.
39.- Usami S.- "Molecular diagnosis of deafness".- Nippon Rinsho. 2011 Feb;69(2):357-67.
40.- Stewart CM, Clark JH, Niparko JK.- "Bone-anchored devices in single-sided deafness".- Adv Otorhinolaryngol. 2011;71:92-102.
41.- Olmos PR, Borzone GR, Olmos JP, Diez A, Santos JL, Serrano V, Cataldo LR, Anabalón JL, Correa CH.- "Mitochondrial diabetes and deafness: possible dysfunction of strial marginal cells of the inner ear".- J Otolaryngol Head Neck Surg. 2011 Apr;40(2):93-103.

42.- Yang AF, Zheng J, Lv JX, Guan MX.- "Modifier factors influencing the phenotypic manifestation of the deafness associated mitochondrial DNA mutations".- Zhonghua Yi Xue Yi Chuan Xue Za Zhi. 2011 Apr;28(2):165-71.

43.- Sanes DH, Kotak VC.- "Developmental plasticity of auditory cortical inhibitory synapses".- Hear Res. 2011 Apr 2.

44.- Pagarkar W, Gunny R, Saunders DE, Yung W, Rajput K.- "The bony cochlear nerve canal in children with absent or hypoplastic cochlear nerves".- Int J Pediatr Otorhinolaryngol. 2011 Jun;75(6):764-73.

45.- Simpson SA, Lewis R, van der Voort J, Butler CC.- "Oral or topical nasal steroids for hearing loss associated with otitis media with effusion in children".- Cochrane Database Syst Rev. 2011 May 11;5.

46.- Shibata SB, Budenz CL, Bowling SA, Pfingst BE, Raphael Y.- "Nerve maintenance and regeneration in the damaged cochlea".- Hear Res. 2011 May 10.

47.- Lenz DR, Avraham KB.- "Hereditary hearing loss: From human mutation to mechanism".- Hear Res. 2011 Jun 6.

48.- Penhune VB.- "Sensitive periods in human development: Evidence from musical training".- Cortex. 2011 May 17.

49.- Lendvai B, Halmos GB, Polony G, Kapocsi J, Horváth T, Aller M, Sylvester Vizi E, Zelles T.- "Chemical neuroprotection in the cochlea: The modulation of dopamine release from lateral olivocochlear efferents".- Neurochem Int. 2011 Jun 6.

50.- Bittencourt AG, Santos AF, Goffi-Gomez MV, Kutscher K, Tsuji RK, Brito RD, Bento RF.- "Microangiopathy of the inner ear, deafness, and cochlear implantation in a patient with Susac syndrome".- Acta Otolaryngol. 2011 Jul 8.

51.- Collignon O, Champoux F, Voss P, Lepore F.- "Sensory rehabilitation in the plastic brain".- Prog Brain Res. 2011;191:211-31.

52.- Frasnelli J, Collignon O, Voss P, Lepore F.- "Crossmodal plasticity in sensory loss".- Prog Brain Res. 2011;191:233-49.

53.- Defourny J, Lallemend F, Malgrange B.- "Structure and development of cochlear afferent innervation in mammals".- Am J Physiol Cell Physiol. 2011 Jul 13.

ACERCA DE LOS AUTORES

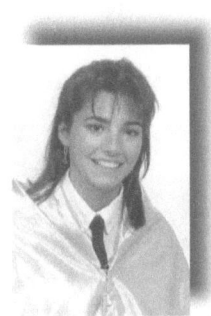

MARIA LUISA MOZOTA NÚÑEZ

Revalida de Licenciatura de Medicina y Cirugía con Tesina calificada con sobresaliente cum laude en la Facultad de Medicina de la Universidad de Navarra.

Doctor en Medicina y Cirugía por la Universidad de Zaragoza con Tesis Doctoral calificada con sobresaliente cum laude.

Especialista en Otorrinolaringología por oposición M.I.R. y formación en el Hospital Universitario Valdecilla de Santander (Cantabria).

Médico Adjunto por oposición en el Servicio de Otorrinolaringología del Hospital Virgen del Camino de Pamplona (Navarra).

Jefe de Otorrinolaringología en el Hospital Universitario del Tajo de Aranjuez (Madrid).

Psicóloga por la UNED (Universidad Nacional a distancia).

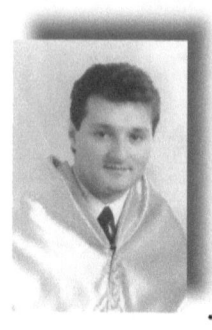

JOSÉ RAMÓN MOZOTA NÚÑEZ

Licenciado en Medicina y Cirugía por la Facultad de Medicina de la Universidad de Navarra.

Doctor en Medicina y Cirugía por la Universidad de Salamanca con Tesis Doctoral calificada con sobresaliente cum laude.

Master Internacional en Alta Dirección Hospitalaria.

Experto en Calidad Sanitaria.

Especialista en Otorrinolaringología por oposición M.I.R., en el Hospital Universitario de Móstoles (Madrid).

Facultativo Especialista de Área de Otorrinolaringología por oposición, de la Sanidad Pública Española.

Facultativo Especialista en Otorrinolaringología en el Hospital Universitario del Tajo (comunidad de Madrid).

Tutor Docente de Otorrinolaringología en el Hospital Universitario del Tajo de Aranjuez (Madrid).

Responsable nombrado por el Servicio Madrileño de Salud del *screening* neonatal infantil del servicio de otorrinolaringología del Hospital del Tajo.

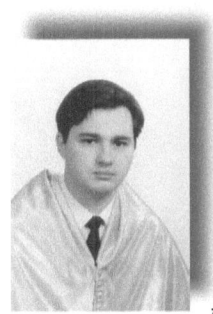

MANUEL JESÚS MOZOTA NÚÑEZ

Licenciado en Medicina y Cirugía por la Facultad de Medicina de la Universidad de Navarra.

Doctor en Medicina y Cirugía por la Universidad de Salamanca con Tesis Doctoral calificada con sobresaliente cum laude.

Especialista en Medicina Familiar y Comunitaria, por oposición M.I.R. y formación en el Hospital Público García Orcoyen de Estella (Navarra).

Médico por oposición del Sistema Navarro y Sistema Nacional de Salud, con plaza en el Centro de Salud de Noáin (Pamplona).

Diplomado en Valoración de Daños Corporales, Minusvalía e Invalideces.

Secretario de la Sociedad Navarra de Foniatría, Logopedia y Audiología.

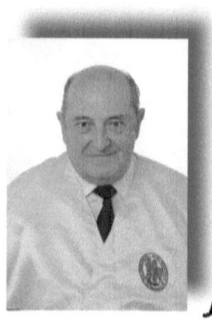

JOSÉ RAMÓN MOZOTA ORTIZ

Reválida de Licenciatura en Medicina y Cirugía por la Facultad de Medicina de Valladolid con Tesina sancionada con sobresaliente.

Doctor en Medicina y Cirugía por la Universidad de Valladolid con Tesis Doctoral calificada con sobresaliente cum laude.

Especialista en Otorrinolaringología, formado en el Centro Médico Nacional Marqués de Valdecilla en Santander (Cantabria).

Médico Especialista en Histopatología.

Profesor en la Facultad de Medicina de Valladolid por concurso oposición.

Doctor of Medical Otorrinolaringology por la North West London University (membership nº 85827).

Jefe del Servicio de Otorrinolaringología del Servicio Navarro de Salud, por concurso oposición, en el Hospital Virgen del Camino de Pamplona (Navarra).

Profesor de Otorrinolaringología en la Universidad de Navarra de 1974 a 2004.

Presidente de la Sociedad Navarra de Otorrinolaringología.

Presidente de la Sociedad Navarra de Foniatría, Logopedia y Audiología.

www.ingramcontent.com/pod-product-compliance
Lightning Source LLC
Chambersburg PA
CBHW022101170526
45157CB00004B/1433